Carl-Auer

Kurt Ludewig

Einführung in die theoretischen Grundlagen der systemischen Therapie

Vierte Auflage, 2021

Reihengestaltung: Uwe Göbel
Umschlag: Heinrich Eiermann
Satz: Verlagsservice Hegele, Heiligkreuzsteinach
Printed in the Germany
Druck und Bindung: Beltz Graphische Betriebe GmbH, Bad Langensalza

MIX
Papier aus verantwortungsvollen Quellen
FSC www.fsc.org
FSC® C089473

Klimaneutral
Papier
ClimatePartner.com/13732-1910-1001

Vierte Auflage, 2021
ISBN 978-3-89670-700-0 (Printausgabe)
ISBN 978-3-8497-8347-1 (ePUB)

Bibliografische Information der Deutschen Nationalbibliothek:
Die Deutsche Nationalbibliothek verzeichnet diese Publikation in der Deutschen Nationalbibliografie; detaillierte bibliografische Daten sind im Internet über http://dnb.d-nb.de abrufbar.

Informationen zu unserem gesamten Programm, unseren Autoren und zum Verlag finden Sie unter: **https://www.carl-auer.de/.**
Wenn Sie Interesse an unseren monatlichen Nachrichten haben, können Sie dort auch den Newsletter abonnieren.

Carl-Auer Verlag GmbH
Vangerowstraße 14 • 69115 Heidelberg
Tel. +49 6221 6438-0 • Fax +49 6221 6438-22
info@carl-auer.de

Inhalt

Vorwort

Systemische Therapie versteht sich als eigenständiger Ansatz der Psychotherapie mit eigener Theorie und Praxis. „Systemisch" hat hier nur beiläufig mit dem zu tun, was traditionell unter systemischer Therapie in der Medizin verstanden wird. Dort wird dieser Begriff zur Unterscheidung von fokalen Therapien verwendet. In der Psychotherapie aber deutet „systemisch" auf einen speziellen, in einer bestimmten Denkweise – dem systemischen Denken – verankerten Ansatz hin. „Systemisch" kennzeichnet hier ein in der zweiten Hälfte des 20. Jahrhunderts erarbeitetes allgemeines Verständnis von Mensch und Welt. Dieses Verständnis hat sich in den unterschiedlichsten Wissenschaften gleichzeitig entwickelt und wird dort jeweils mit Begriffen wie Systemtheorie, Selbstorganisation, Kybernetik, Autopoiese, Synergetik, Konstruktivismus bezeichnet. Im Unterschied zu analytischen Vorgehensweisen zielt dieses Denken darauf, mit Komplexität möglichst wenig reduktionistisch umzugehen. Systeme, also komplexe Gegenstände, werden zur Grundlage des Beobachtens und Denkens gemacht. Dabei sind Beobachter diejenigen, die Systeme durch Beobachten konstituieren. Beobachter sind daher Ausgangpunkt und Instrument bei der Auseinandersetzung mit den Welten, die sie als Produkt ihres Beobachtens erzeugen.

Die heutige systemische Therapie gibt es meiner Zeitrechnung nach erst seit Anfang der 1980er-Jahre. Im Jahr 2005, in dem dieses Buch verfasst wird, ist sie nicht einmal ein Vierteljahrhundert alt. Als wohl jüngste Form der Psychotherapie ist sie gewissermaßen die legitime Tochter ihrer Vorgängerin, der Familientherapie, und sie kann als ihre Weiterentwicklung angesehen werden. Das „Geburtsjahr" der eigentlichen systemischen Therapie lege ich auf das Jahr 1981. In diesem Jahr begann eine konzeptionelle Entwicklung, die weit über die damals eher verstreuten und zuweilen widersprüchlichen Konzepte der Familientherapie hinausging und der familientherapeutischen Praxis erstmals eine kohärente theoretische Begründung gegeben hat. Man hatte begonnen, neuere Konzepte aus unterschiedlichen Wissensgebieten zu übernehmen, insbesondere systemwissenschaftliche und konstruktivistische Positionen wie das Autopoiese-Konzept und die Kognitionstheorie nach Humberto Maturana, die Kybernetik 2. Ordnung nach Heinz von Foerster, den radikalen Konstruktivismus nach Ernst von Glasersfeld und die soziale Systemtheorie nach Niklas Luhmann. Dies alles half nicht nur, den theoretischen Rahmen zu erweitern und zu festigen, sondern darüber hinaus die Familientherapie von dem allzu engen Korsett des eigenen Settings zu befreien. Durch ihre Einschränkung auf die Arbeit nur mit Familien hatte sie sich zu eng eingeschnürt und zugleich jede erweiternde Eigenentwicklung konzeptionell erschwert.

Durch Bezugnahme auf biologische Konzepte zur menschlichen Autonomie und Selbstorganisation erfuhr der Diskurs über Psychotherapie eine theoretische Erweiterung mit weit reichenden Konsequenzen. Die daraus abgeleitete biologische Epistemologie (Erkenntnistheorie) legte die Bausteine für ein „neues" Verständnis menschlicher Interaktionen und so auch der Entstehung leidvoller menschlicher Probleme und ihrer Psychotherapie. Der Psychotherapie war es nun möglich, sich von der seit dem 19. Jahrhundert bestehenden zu engen Anlehnung an naturwissenschaftliche und medizinische Konzepte abzulösen. Die mögliche Alternative, sich an die akademische Psychologie des 20. Jahrhunderts anzukoppeln, hatte sich wegen der allzu positivistischen Orientierung dieser Disziplin als wenig sinnvoll erwiesen.

Im „Mutterland" der Familientherapie, den Vereinigten Staaten von Nordamerika, stieß diese neue Entwicklung nur teilweise auf Gegenliebe. Die etablierte Familientherapie bediente sich strukturalistischer Ideen und sollte nicht destabilisiert werden. In Europa hingegen, besonders im nördlichen Europa, stießen diese neuen Gedanken auf starkes Interesse. Sie sollten von da an einen wichtigen Einfluss auf die weitere theoretische und konzeptionelle Entwicklung der systemischen Therapie haben. Außer der Umfokussierung auf biologische Aspekte erfuhr hier die systemische Therapie unter Verwendung der sozialen Systemtheorie nach Niklas Luhmann eine deutliche Verankerung im Bereich des Sozialen.

Dennoch gibt es bei alledem keine systemische Therapie, auf die man sich verbindlich beziehen könnte. Es gibt vielmehr eine zunehmende Zahl unterschiedlicher Richtungen, die sich mehr oder weniger stark voneinander unterscheiden und doch im Hinblick auf übergeordnete Begründungen ausreichend ähnlich sind. Diese Gemeinsamkeiten finden sich im Wesentlichen im (meta)theoretischen Überbau, vor allem im Verweis auf konstruktivistische und systemtheoretische Denkvoraussetzungen. Ein Denken unter solchen Voraussetzungen beruht auf einer Pluralität von Sichtweisen und kann daher keine Einheitlichkeit vorschreiben. Deshalb ist in der systemischen Therapie schon aus theorieimmanenten Gründen unausweichlich, mit Vielfalt zu rechnen. In diesem Sinne geht die Auswahl und Interpretation der in diesem Band behandelten Themen auf mein Verständnis zurück – dafür übernehme ich ausdrücklich die Verantwortung. Dennoch und zur Beruhigung der schon an dieser Stelle eventuell verunsicherten Leserinnen und Leser möchte ich anfügen, dass mein Verständnis von systemischer Therapie durchaus im Einklang steht mit dem *state of the art* im In- und Ausland. Darüber hinaus deckt sich die hier vertretene Auslegung weitgehend mit dem Positionspapier, mit dem sich der deutsche Dachverband *Systemische Gesellschaft* eine theoretische Plattform gegeben hat. Etwaige Unterschiede betreffen meistens nur Detailfragen.

Die vorliegende Einführung beansprucht naturgemäß nicht, eine vollständige Übersicht des aktuellen Wissenstands unter Einbeziehung der gesamten, mittlerweile beträchtlich angewachsenen Fachliteratur zu sein. Sie kann nur bei den ersten Schritten in das Thema hinein behilflich sein. Dennoch wird sie bedacht sein, die behandelten Themen nicht durch überzogene Vereinfachungen zu verfälschen. Diejenigen, die es präziser oder ausführlicher haben wollen, seien zunächst auf das anhängige Literaturverzeichnis verwiesen, welches zu jedem Abschnitt neue, vertiefende und weiterführende Literatur benennt. Sie seien darüber hinaus unter anderem auf mein 1992 erschienenes und nach wie vor aktuelles Buch *Systemische Therapie* sowie auf meinen 2002 erschienenen, ergänzenden Band *Leitmotive systemischer Therapie* verwiesen. Zudem möchte ich hier anmerken, dass ich die immer wieder in deutschsprachigen Texten aufkommende Gender-Frage aus stilistischen und pragmatischen Gründen ganz und gar übersehen und mich traditionell an die maskuline als generische Form halten werde. Ich hoffe auf Nachsicht.

Zum Schluss eines Vorworts sollte üblicherweise eine Danksagung stehen. So schön und erbauend es ist, sich öffentlich bedanken zu können, verzichte ich hier auf persönliche Anerkennungen. Es sind zu viele Menschen, die mich in den letzten 30 Jahren in dieser oder jener Form direkt oder indirekt beeinflusst haben. Da eine Auswahl zu treffen ohnehin unfair wäre, beschränke ich mich darauf, Danke zu sagen. Gemeint sind die vielen Patientinnen, Patienten und ihre Familienangehörigen, meine Kolleginnen und Kollegen, Lehrerinnen und Lehrer sowie meine Freundinnen und Freunde, die meinen professionellen Weg begleitet und befruchtet haben. *Last but not at all least* danke ich meinen Lebensgefährtinnen zweier Lebensphasen, Raili und Angelika, die mir jeweils auf liebevolle Weise den „Rücken frei gehalten haben", sowie meinen Kindern Sonia, Matthias und Philipp für ihre Liebe und menschliche Unterstützung.

Kurt Ludewig
August 2005

Teil I: Systemisches Denken

Der erste Teil dieses Bandes befasst sich mit dem theoretischen Rahmen, den die systemische Therapie als theoretische Begründung bzw. „Metatheorie“ verwendet: dem systemischen Denken. Der zweite Teil geht dann auf die Grundlagen der Praxis ein. Im Folgenden wird zunächst erläutert, was hier unter „systemisch“ zu verstehen sein wird. In der Folge werden die Kernvoraussetzungen aus Biologie und Soziologie erörtert, die dem systemischen Denken zugrunde liegen. Danach wird ein mit diesem Denken übereinstimmendes „Menschenbild“ erarbeitet und davon ein anthropologisch begründetes „systemisches Prinzip“ abgeleitet. Diesen ersten Teil schließt ein kurzer Abriss über die historische Entwicklung der systemischen Therapie von ihren Anfängen in den Familientherapien bis in die Vielfalt der heutigen Ansätze ab.

1. Was heißt „systemisch"?

Im Kontext der Psychotherapie gibt es auf die Frage, was unter „systemisch" zu verstehen sei, wohl mindestens so viele Antworten, wie es Gruppen gibt, die dieses Konzept verwenden. Das Spektrum der Definitionen erstreckt sich von einem diffusen Bezug auf Ganzheiten und Systemkonzepte bis hin zu einem elaborierten wissenschaftlichen Programm unter Einbeziehung von erkenntnis- und systemtheoretischen Positionen. In der systemischen Therapie wird „systemisches Denken" als Kürzel für verschiedene Denkansätze aus den Systemwissenschaften verwendet.

Als Adjektiv von System hat „systemisch" eine zunächst sehr allgemeine Bedeutung, die, für sich genommen, kommunikativ wenig brauchbar ist, zumal sie sich undifferenziert auf alles bezieht, was mit „System" zu tun hat. Eine bedeutungsvolle Verwendung dieses Adjektivs erfordert zum einen eine präzise Bestimmung des Systembegriffs und zum anderen eine genau Angabe des Denkhintergrunds, vor dem es verwendet wird. Ohne diese Präzisierungen geht man das Risiko ein, entweder jeden Diskurs über mehr als ein Individuum schon zu einem „systemischen" zu machen oder den Begriff unnötig zu verwässern.

1.1 Systemisch denken

Systemisches Denken macht sich Grundfragen menschlicher Existenz zum Gegenstand und versucht, diese unter Rückgriff auf systemwissenschaftliche Erkenntnisse zu beantworten. Diese Fragen betreffen im theoretischen Bereich die Probleme des Erkennens und Seins, also Fragen der Epistemologie und Ontologie, und, daran geknüpft, auch der Ethik. Auf der praktischen Ebene geht es dabei unter anderem um Fragen der Politik, Ökologie, Moral und, nicht zuletzt, der Therapie. Im allgemeinsten Sinne bezeichnet systemisches Denken eine Denkkultur, die auf eigenen Interpretationen menschlichen Lebens und Erkennens aufbaut und, damit übereinstimmend, Folgerungen für die Praxis ableitet.

Das Hauptziel systemwissenschaftlichen Denkens ist es, mit komplexen Phänomenen gegenstandsgerecht umzugehen. Folgt man dem Bielefelder Soziologen und Schüler Luhmanns, Helmut Willke (1982), lässt sich sagen, dass Systemtheorien im Wesentlichen von „organisierter Komplexität" – also von Systemen bzw. System-Umwelt-Verhältnissen – handeln. Unter Theoretikern der systemischen Therapie dürfte trotz der vielen Wandlungen in den letzten Jahrzehnten eine weitgehende Einigung darüber herrschen, dass eine systemische Praxis zum Hauptanliegen hat, mit Komplexität schonend umzugehen. Man leistet, mit den Worten des Heidelberger Psychosomatikers und Pioniers der systemischen Therapie in Deutschland, Helm Stierlin (1983), *komplexitätserhaltende Komplexitätsreduktion.* Diese gewiss zungenbrecherische Formel weist bereits auf die zwei Wissensgebiete hin, auf die systemisches Denken zurückgreift: explizit auf Systemtheorie als Wissenschaft von Komplexität und implizit auf die Prozesse, die Systeme als „organisierte Komplexität" hervorbringen, nämlich auf die Prozesse des Beobachtens. Systemisches Denken steht gewissermaßen auf zwei Säulen, einer erkenntnistheoretischen und einer systembezogenen. Die meines Erachtens bestgelungene Illustration dieses Zusammenhangs zwischen Subjekt und Objekt, zwischen Beobachter und Kommunikation, zwischen Linearität und Rückbezüglichkeit stellt der Cartoon des österreichischen Systemikers, Hannes Brandau, in Abbildung 1 dar.

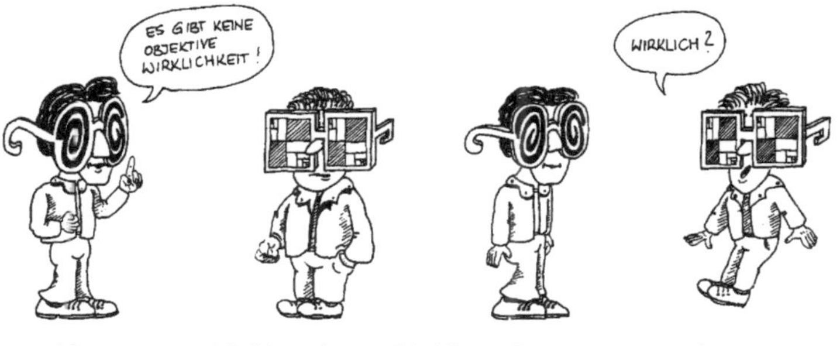

Abb. 1: Die Wirklichkeit der Wirklichkeit oder: Die zwei Säulen systemischen Denkens (aus: Hannes Brandau, Supervision aus systemischer Sicht, © Otto Müller Verlag, Salzburg 1996, 3. Aufl.)

Dieser Cartoon stellt zum einen die „Eingeschlossenheit" des Lebewesens in seiner eigenen Biologie mit all den unvermeidlichen Folgen für Kognition und Wirklichkeit dar, zum anderen die unauflösliche „Eingebundenheit" des Menschen in soziale Interaktionen und Kommunikation. Diesen konstitutiven Doppelcharakter menschlichen Seins als zugleich biologisches Individuum und sprachliches Sozialwesen formulierte der österreichische Physiker und Erkenntnistheoretiker, Heinz von Foerster (1985), als das komplementäre Verhältnis von *Selbstständigkeit* und *Einbezogenheit*. Beobachter sind als lebende Organismen autonom und unausweichlich *selbst-ständig*, zugleich aber als beobachtende Organismen immer Teil ihrer Beobachtungswelt, also *einbezogen*. Auf eine Kurzformel gebracht: *cogitamus ergo sumus*. Auf diese Thematik kommen wir noch einmal und ausführlicher im nächsten Abschnitt zurück.

Was macht systemisches Denken aus? Dieses in der zweiten Hälfte des 20. Jahrhunderts rasch expandierende Denken steht im Einklang mit Auffassungen, die in der Geschichte des Denkens seit der griechischen Antike immer wieder aufgetreten sind, im Bereich aber der herrschenden Naturwissenschaften bis vor kurzem wenig Beachtung erhielten. Erst im 20. Jahrhundert findet dieses Denken Eingang in die Naturwissenschaften und wird seitdem vor allem von Biologen und Physikern vorangetrieben.

In kognitionstheoretischer Perspektive lässt sich der Kern dieses Denkens unter Rückgriff auf den chilenischen Neurobiologen und Anthropologen Humberto Maturana wie folgt zusammenfassen:

- Das operational und funktional geschlossene Nervensystem des Menschen unterscheidet nicht zwischen internen und externen Auslösern; Wahrnehmung und Illusion, innerer und äußerer Reiz sind für das Nervensystem im Prinzip nicht unterscheidbar.
- Menschliches Erkennen ist als biologisches Phänomen nicht durch die Objekte der Außenwelt, sondern durch die Struktur des Organismus determiniert: *man sieht, was man sieht.*
- Menschliche Erkenntnis ist als Leistung des Organismus grundsätzlich subjektgebunden und damit unübertragbar.

Mit Blick auf kommunikationstheoretische Belange lässt sich ergänzen:

- Der Gehalt kommunizierter Erkenntnisse richtet sich nach der biologischen Struktur des Adressaten und nicht nach ihrem Inhalt: *man hört und versteht, was man hört und versteht.*

Neben den erwähnten kognitionstheoretischen Grundlagen gibt es einen weiteren wichtigen Aspekt, der schon an dieser einleitenden Stelle eingeführt werden soll. Es handelt sich um eine Haltung, die das Denken und Handeln zur Bescheidenheit mahnt. Dadurch soll jene häufige Verirrung des Denkens vermieden werden, die Humberto Maturana in der Einleitung zum Buch *Der Baum der Erkenntnis* (Maturana y Varela 1984, dt. 1987) die „Versuchung der Gewissheit“ genannt hat. Zum einen bietet systemisches Denken keine Gewissheiten, auf die man sich beziehen könnte, um den Wahrheitsgehalt der eigenen Aussagen endgültig zu belegen, zum anderen beschränkt sich dieses Denken bewusst auf die Ergebnisse menschlichen Beobachtens, ohne auf darüber hinausgehende metaphysische Letztbegründungen zurückzugreifen. Systemisches Denken mahnt uns in diesem Sinne, „bei dem eigenen Leisten zu bleiben“ und so im Hinblick auf den zeitüberdauernden Wert unserer Aussagen Bescheidenheit zu üben.

Diese Mahnung trifft im besonderen Maße auf Angehörige helfender Berufe. Egal ob als Psychologe, Arzt oder Sozialarbeiter neigen wir angesichts einer Situation, die uns bedrohlich erscheint und uns unumgänglich zum Handeln auffordert, unsere Entscheidungen normativ zu begründen und so zu tun, als wären sie indiskutabel. Ein solches Vorgehen schützt zwar den Helfer vor eventuell nagenden Zweifeln und Selbstvorwürfen, es birgt jedoch die Gefahr, dem betroffenen Hilfeempfänger jede Alternative zu nehmen. Sich gegen Behauptungen aus professionellem, „berufenem“ Munde zur Wehr zu setzen erfordert viel Selbstbewusstsein, und daran mangelt es unseren Anvertrauten häufig. Das Anliegen eines systemisch orientierten Helfers dürfte sein, trotz aller notwendigen Handlungsfähigkeit dennoch eine Haltung bescheidenen Wissens zu bewahren. Dies kann ihm zwar den Handlungsdruck nicht ersparen, es kann aber ihm und seinen Anvertrauten helfen, genügend offen für Alternativen zu bleiben. Angesichts von Handlungsdruck bietet sich an, nach Möglichkeit eine Position des Sowohl-als-auch einzunehmen, die sowohl für selbstkritische Abwägung offen als auch bereit ist, Handlung und Verantwortungsübernahme zu ermöglichen.

1.2 Systemische Praxis

Systemisches Denken bietet der Psychotherapie einen Denkrahmen, innerhalb dessen die Probleme, die sich im menschlichen und zwischenmenschlichen Leben ergeben, verstanden und so Möglichkeiten zu ihrer Überwindung erarbeitet werden können. Systemische Therapie hat sich mittlerweile weltweit, speziell aber in den meisten Ländern Europas und Amerikas etabliert und wird fast überall wissenschaftlich, professionell und daher auch gesetzlich anerkannt. „Systemisch" wurde dieser Ansatz zu Beginn der 1980er-Jahre, als er mit dem erklärten Ziel entstand, die Möglichkeiten des systemischen Denkens für die Psychotherapie in Theorie und Praxis zu sondieren und eventuell fruchtbar zu machen. In den zweieinhalb Jahrzehnten seit Beginn dieses Projekts sind neben einer ansehnlichen Praxis der Psychotherapie als systemischer Einzelpsychotherapie, Paartherapie, Familientherapie und Gruppentherapie systemische Ansätze auch in anderen Bereichen erarbeitet worden, unter anderem in Beratung, Supervision, Pädagogik und Organisationsentwicklung. Zusammengefasst kann man von einer „systemischen Praxis" sprechen. Einige dieser Entwicklungen werden im zweiten Teil dieses Buches thematisiert. Einen prägnanten Überblick über Definition, konzeptionelle Probleme und Lösungen systemischer Praxis bietet Abbildung 2.

Systemische Praxis

Definition: Systemische Praxis ist die Nutzung systemischen Denkens für den professionellen Umgang mit Menschen bei der Linderung, Bewältigung, Klärung oder Auflösung ihrer persönlichen, zwischenmenschlichen und organisatorischen Probleme.

Konzeptionelle Probleme und Lösungen

Erarbeitung einer Theorie der Praxis, die dem Komplexitätsproblem innerpsychischer Zusammenhänge und zwischenmenschlicher Interaktionen angemessen ist. Dabei:

- Neubestimmung des *Gegenstands* (Anlässe/Probleme) systemischer Praxis durch Akzentuierung:
  - der menschlichen Autonomie
  - der Offenheit kommunikativer Prozesse
  - der Ressourcen- und Lösungsorientiertheit
- Neubestimmung einer dazu passenden *Methodologie:*
  - Beiträge zur Herstellung geeigneter Randbedingungen (Kontexte) für eine für die Hilfe Suchenden und den jeweiligen Auftrag günstige (nützliche, passende, respektvolle) Interaktion bzw. Kommunikation anstelle von kausaler Intervention.

Abb. 2: Grundlagen systemischer Praxis: Definition, Probleme, Lösungen

Die in Abbildung 2 vorgelegte Definition von systemischer Praxis deckt sich zwar zum großen Teil mit Definitionen aus anderen Schulen, ihre Besonderheit liegt jedoch in den drei kursiv markierten Worten in der ersten Zeile von Absatz 1: *Nutzung systemischen Denkens*. Diese drei Worte verweisen auf den speziellen Denkhintergrund, vor dem diese Praxis geplant, durchgeführt, reflektiert und bewertet wird. Der *Gegenstand* einer systemischen Theorie der Praxis wird hier anhand der drei wichtigen konzeptionellen Probleme zusammengefasst, die diese Theorie zu lösen hat, um eine in sich kohärente Form zu finden. Diese sind:

- Die biologische Autonomie des Menschen; sie macht ihn für bestimmende Interventionen aus der Außenwelt unzugänglich.
- Die Rückwirkung der eigenen normativen Konstrukte auf den Menschen; sie stimmt gegenüber medizinisch begründeten Forderungen nach ätiologisch begründeter, exakter Diagnostik und kausaler Therapie skeptisch.
- Das Verständnis von Kommunikation als offenem, jederzeit veränderbarem Prozess; es erfordert ein verändertes Konzept von psychosozialer Hilfestellung, ohne auf Störungs- und Heilungskonzepte zurückzugreifen.

Diese drei Aspekte folgen unmittelbar auf das Prinzip der Strukturdeterminiertheit von Systemen (vgl. 1.2.1, Stichwort „Autopoiese"). Beim Bewahren der eigenen Struktur (und so des Lebens) ordnen sich Lebewesen intern infolge der eigenen Gesetzlichkeit; das macht sie prinzipiell autonom. Aus der Binnensicht des Nervensystems schließen die Operationen der eigenen Bestandteile immer und nur auf Operationen anderer Bestandteile des gleichen Systems (Prinzip der operationalen Abgeschlossenheit). Das macht sie für eine äußere, kausal determinierende Einwirkung unzugänglich, jedoch nicht für Einwirkungen, die für die Funktionsweise des Organismus passend sind. Wesentlich ist hierbei, dass es das Lebewesen ist, das bestimmt, welche Einwirkungen auf welche Weise wirksam sein können, und nicht die Einwirkungen selbst. Einwirkungen können die Struktur eines Lebewesens (ver)stören bzw. perturbieren, sie jedoch nicht determinieren (Verstörungsprinzip). Selbst bei destruktiven Einwirkungen ist es die Struktur des Lebewesens, die bestimmt, welche Einwirkungen in der

Lage sind, die kompensierenden und integrierenden Fähigkeiten des Systems zu überfordern und eventuell zu zerstören.

Der zweite Aspekt legt es nahe, die tradierten Vorgaben aus Naturwissenschaft und Medizin zu überwinden. An die Stelle einer ohnehin anzweifelbaren, möglichst genauen Diagnostik, die das zu behandelnde Problem in allen relevanten Aspekten zu erfassen habe, tritt ein vermehrtes Interesse an den vorhandenen Ressourcen und an der Förderung günstiger Alternativen. Menschliche und zwischenmenschliche Probleme sind weder „behandelbar" noch „heilbar" oder, im eigentlichen Sinne, „lösbar", sondern vielmehr „auflösbar" oder durch günstigere Alternativen ersetzbar.

Bezüglich der Offenheit von Kommunikation werden wir später sehen (vgl. 2.1.1), dass eine phänomengerechte Auffassung von Kommunikation als temporalisiertem, nichträumlichem Geschehen diese grundsätzlich von andersartigen Phänomenen unterscheidet. Anders als zum Beispiel physikalische und biologische Phänomene, die räumlichen Bestand haben, kommt Kommunikation als Prozess nur in der Zeitdimension vor und nicht im physikalischen Raum. Als Prozess muss sie darüber hinaus zu jedem Moment erneuert werden, sonst hört sie auf. Kommunikation findet nur im sozialen Phänomenbereich statt. Bedingungen wie Kausalität, die für physikalische Phänomene gelten, treffen für Kommunikation nicht zu. Wir werden später sehen, dass Kommunikation daher zu jedem Moment für Veränderung offen ist.

Bei der Formulierung einer Theorie der Praxis musste zusätzlich zu einer Neubestimmung des Gegenstands eine dazu passende *methodologische Position* erarbeit werden. Der Verzicht auf Kausalitätsannahmen erfordert Alternativen. Interventionen in psychische und soziale Systeme können, ohne dass ihnen Kausalität zugeschrieben werden könnte, nur als Einflussnahme auf die Randbedingungen der Strukturen konzeptualisiert werden, die das Problem tragen. Veränderungen der Randbedingungen können wiederum eine Veränderung der betroffenen Strukturen und so auch des Problems zur Folge haben, allerdings nur in der Art und Weise, die von der Struktur selbst bestimmt wird. Als Hilfestellung für die Erarbeitung solcher Interventionen habe ich drei Kriterien aufgestellt: nützlich, passend, respektvoll. Darüber mehr im zweiten Teil dieses Buches.

2. Denkvoraussetzungen systemischen Denkens

Systemisches Denken betrachtet den Beobachter als Ursprung jeden Erkennens und so auch jeder Realität. Demzufolge muss eine theoretische Auseinandersetzung mit diesem Denken mit einer Beschreibung des Beobachtens beginnen. Das setzt wiederum eine Auseinandersetzung mit den Grundbedingungen lebendiger Existenz voraus. Da aber Beobachter soziale Lebewesen sind, müssen ebenfalls die Bedingungen seiner sozialen Existenz einbezogen werden. Dazu gehören vor allem Sprachlichkeit und Kommunikation. Die im Folgenden zu erörternden Denkvoraussetzungen systemischen Denkens betreffen im Wesentlichen die zwei im vorigen Abschnitt angesprochenen Säulen, auf denen dieses Denken steht. Es handelt sich nämlich um die biologischen Voraussetzungen von Kognition und Sprache und um die kommunikati-

Kernvoraussetzungen systemischen Denkens – Eine Zusammenfassung

Biologische Voraussetzungen (nach H. R. Maturana)

- *Lebewesen* sind als autopoietische Systeme strukturdeterminiert, operational geschlossen und autonom.
- *Erkennen* (Kognition) ist weder Abbildung der Außenwelt noch beliebige Konstruktion, sondern Ergebnis des Errechnens von Unterschieden im relationalen Gefüge der eigenen Zustände im *Nervensystem*.
- *Menschliche Erkenntnis* resultiert aus je subjektiven Beobachtungen (Unterscheidungen), die sprachlich („linguierend") konsensualisiert werden.
- Kriterium guten Wissens ist daher *kommunikative Brauchbarkeit*.

Soziologische Voraussetzungen (nach N. Luhmann)

- *Soziale Systeme* beruhen auf Kommunikation, und diese setzt Handlung und Beobachtung voraus.
- *Kommunikation* resultiert aus dem Versuch von Menschen, das Problem ihrer Undurchschaubarkeit und Unberechenbarkeit füreinander dauerhaft zu lösen (Problem doppelter Kontingenz).
- Kommunikation wird vom *Adressaten* vollzogen, der versteht, was er versteht, und nicht als Folge von „Informationsübertragung".
- Kommunikation verarbeitet *Sinn* und verbindet Ereignisse (Handlungen) durch Anschlussbildung im Hinblick auf Sinnzusammenhänge.
- Sinn reduziert und wahrt *Komplexität* zugleich. Er ist prinzipiell instabil und offen für Unerwartetes und Zufälliges. Kommunikation ist daher riskant und variabel, Missverständnisse sind nicht auszuschließen.

Abb. 3: Kernvoraussetzungen systemischen Denkens

ven Voraussetzungen des sozialen Lebens. Eine Zusammenfassung der Kernvoraussetzungen systemischen Denkens gibt Abbildung 3 wieder. Daran orientiert sich der Text der Abschnitte 2.1 und 2.2.

2.1 Biologische Voraussetzungen

Beobachten setzt Beobachter voraus, und Beobachter setzen Beobachten voraus. Diese geradezu typisch rekursive Setzung liegt bei dieser Denkart an oberster Stelle der Ableitungsreihe. Beobachten heißt Unterscheiden. Nichtunterschiedenes kann es nicht geben. Beobachten lässt zwischen Beobachter und Beobachtetem unterscheiden; dadurch entsteht erst der Beobachter als zugleich Quelle und Ergebnis des Beobachtens, als eine Einheit der Beobachtung. Dabei geht der Beobachter dem Beobachten nicht voraus, denn weder Beobachten noch Beobachter kann es ohne das jeweils andere geben. In dieser Formulierung liegt, nebenbei gesagt, die Antwort auf manche verfehlte Kritik an systemischem Denken. Systemisches Denken würde sich selbst widersprechen, wenn es den Beobachter als ontologische Ausgangslage postulierte. Das Missverständnis rührt offensichtlich daher, dass mit einem objektivistischen Maß gemessen und dabei die Rekursivität (Rückbezüglichkeit) obiger Prämisse ignoriert wird.

2.1.1 Der Beobachter

Maturana (z. B. 1998) folgend wird in diesem Buch der Beobachter als sprachliches, genauer gesagt: *linguierendes Lebewesen* betrachtet. Diese Definition bedarf einer näheren Beleuchtung (vgl. Abb. 4).

Autopoiese. Die Bestimmung des Beobachters als Lebewesen erfordert eine genauere Erklärung lebender Prozesse. Dazu wird auf das Autopoiese-Konzept nach Maturana zurückgegriffen. In einer ersten Annäherung sei festgehalten, dass Maturana in Bezug auf Systeme zwischen Organisation und Struktur unterscheidet. *Organisation* bezeichnet die Relationen, die zwischen den Bestandteilen eines Systems vorkommen müssen, damit dieses System erkannt werden kann, das heißt, einer bestimmten Klasse von Systemen zugeordnet werden kann. *Struktur* bezeichnet wiederum die spezifische Art und Weise, wie die grundlegende Organisation in einem konkreten System verwirklicht wird. Ein Auto-

Der „Beobachter"

Definition: „Beobachter" sind „linguierende" Lebewesen.

Wobei:

Lebewesen sind autopoietisch organisiert, folglich strukturdeterminiert, operational geschlossen, autonom, ziel- und zeitlos.

→ Bereich individuellen, subjektbezogenen Lebens und Erkennens

„Linguieren" kennzeichnet die spezifisch menschliche Lebensweise, also die Fähigkeit zu Verhaltenskoordinationen höherer Ordnung.

→ Bereich menschlicher Konsensualität und Gesellschaft

Es folgt:

„Beobachter" sind zugleich einsame Erzeuger ihrer Realitäten
und
auf Konsensualität ausgerichtete, sozial konstituierte Lebewesen –> **Menschen**.

Abb. 4: Der „Beobachter"

mobil zum Beispiel ist, organisatorisch gesehen, ein Fahrzeug mit eigenen Antrieb und, strukturell gesehen, ein aus Fahrgestell, Karosserie, Motor, Räderwerk usw. bestehendes Fahrzeug.

Humberto Maturana und Francisco Varela führten (1972, dt. 1982) das Konzept der Autopoiese ein, um die spezielle Organisation von Lebewesen zu beschreiben. Ohne dass hier auf die biologischen Prozesse detailliert eingegangen würde, die als Nachweis für die autopoietische Organisation des Lebendigen und ihre Konsequenzen für das Verstehen von Kognition herangezogen werden, sei hier zum Beispiel auf den 1982 erschienenen Sammelband mit den wichtigsten Originalarbeiten Maturanas verwiesen: *Erkennen. Die Organisation und Verkörperung von Wirklichkeit.* Leichter verständlich findet man diese Inhalte in dem zusammen mit seinem Schüler, Francisco J. Varela, 1984 publizierten und 1987 in deutscher Übersetzung herausgekommenen Buch *Der Baum der Erkenntnis.*

Als allen Lebewesen gemeinsame Organisationsform kommt Autopoiese gleichermaßen bei Amöben, Menschen und Elefanten vor, allerdings in je eigener struktureller Zusammensetzung. Autopoietische Systeme zeichnen sich dadurch aus, dass sie die Bestandteile, aus denen sie bestehen, selbst erzeugen und so lange reproduzieren, wie das Lebewesen lebt. Der allgemeinste Fall eines sich selbst erzeugenden Systems (griech. *autos* = „selbst“, *poiein* = „gestalten, machen“) ist die Zelle. Diese kann, metaphorisch gewendet, als eine Molekülfabrik aufgefasst werden, die nichts Wichtigeres tut, als die Moleküle fortwährend zu erzeugen, aus denen sie selbst besteht. Mehrzeller werden wiederum als autopoietische Systeme höherer Ordnung verstanden. Ihre Organisation koordiniert übergeordnet die autopoietische Arbeitsweise der einzelnen Zellen.

Autopoiese

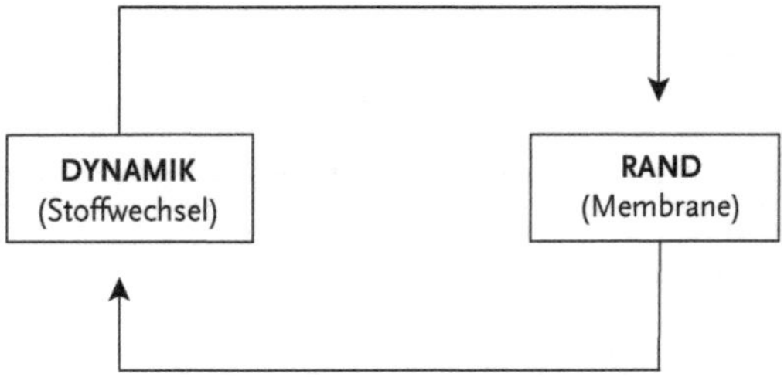

Autopoiese bezeichnet Netzwerke der Produktion, Transformation oder Destruktion von Bestandteilen. Die beteiligten Prozesse erzeugen die Bestandteile, die das Netzwerk (Dynamik) im Raum – als System – konstituieren und abgrenzen (Rand), und jene, die es kontinuierlich reproduzieren.

Abb. 5: Autopoiese: Schematische Darstellung und Definition (nach H. R. Maturana und F. J. Varela 1987)

Die Arbeitsweise lebender Systeme wird von der Struktur des Systems bestimmt (Strukturdeterminiertheit). Die Struktur eines Lebewesens kann nur jene Veränderungen durchlaufen, die keine Veränderung der autopoietischen Organisation zur Folge haben. Anderenfalls zerfallen sie, oder sie werden von außen zerstört. In einem Beispiel: Menschen können nur kurze Zeit den Eindruck haben, aus eigener Kraft zu fliegen, nämlich bis sie am Boden angelangt sind; ihre Struktur ist eben auf Fliegen nicht ausgerichtet. Fische können nur kurze Zeit außerhalb des Wassers sein, ohne dabei einzugehen, das heißt, ohne ihre lebendige Organisation zu verlieren. Systeme, deren Arbeitsweise auf die Erhaltung der eigenen Organisation ausgerichtet ist, können nicht von Einwirkungen aus der Außenwelt bestimmt werden. Sie sind nicht *instruierbar* (= von außen mit Struktur versehen). Lebende Systeme können jedoch verstört (perturbiert, irritiert) werden, sofern der Reiz auf Zustände im Organismus trifft, die eine Reaktion auf einen solchen Reiz zulassen oder gar vorschreiben. Die Art und Weise der Reaktion wird aber vom strukturellen Zustand des Organismus bestimmt. Nicht der Reiz bestimmt die Reaktion, sondern die Struktur des lebenden Systems. Diese grundsätzliche Eigenschaft des Lebendigen gilt naturgemäß ebenfalls für Kognition und besagt, dass Erkennen als Leistung des beobachtenden Systems von dessen Struktur und nicht vom Beobachteten bestimmt wird.

Emotionieren. Nach der ausgiebigen Erarbeitung seiner Autopoiese- und Kognitionstheorie erkannte Humberto Maturana in den 1980er-Jahren die Notwendigkeit, die Emotionen in sein Denkgebäude einzubauen. Dabei führte er den Begriff „Emotionieren" in den Diskurs ein, um zu verdeutlichen, dass alles Rationale und alles Verhalten in der letzten Konsequenz emotional motiviert wird. Als multidimensionale Systeme mit einer variablen körperlichen Dynamik durchleben Menschen einen Durchfluss emotionaler Zustände, welche die psychischen Zustände und die sozialen Interaktionen begleiten und richtungsweisend bestimmen. Dabei werden unter Emotionen körperliche Zustände verstanden, die zu spezifischen Verhaltensweisen disponieren und so den aktuellen Handlungsbereich eines Organismus festlegen. Das Übergehen von einem emotionalen Zustand in den anderen nennt Maturana Emotionieren. Erfolgt dieser Übergang in konsensueller Abstimmung mit anderen Lebewesen, spricht er von „Ko-Emotionieren". Das Zusammenspiel von Linguieren (s. unten) und Emotionieren bildet eine Synthese, die Maturana „Konversieren" nennt. Das Emotionieren kommt in irgendeinem Ausmaß bei allen Lebewesen vor, so in einem Beispiel nach Maturana bei einem Kakerlak, der im Dunkeln genüsslich durch eine Küche in Richtung Essensreste wandert und plötzlich durch das Einschalten des Lichtes in einen völlig anderen emotionalen Zustand versetzt wird, nämlich Furcht, und das genüssliche Wandern geht in schnelles Fluchtverhalten über. Konversieren meint hier nicht einen Austausch von Bedeutungen, sondern vielmehr die Lust am Miteinander, am gemeinsamen Aufbau konsensueller Bereiche, die sich zu einer Interaktionsgeschichte verbinden und so den Hintergrund bilden, aus dem das menschliche Leben erst seinen Sinn bezieht.

Linguieren. „Linguieren" bezeichnet den spezifisch menschlichen Prozess, durch den Menschen ihre Lebensweise – als „Herdentiere" – in Gemeinschaft gestalten und regulieren. Die Erfindung des Wortes „Linguieren" war notwendig, um die Bedeutung der von Maturana eingeführten spanischen Wortschöpfung *lenguajear* (engl. *to language, languaging*) möglichst korrekt zu übersetzen. Ein alternativer Rückgriff auf deutsche Begriffe wie z. B. Versprachlichen (in eine vorhandene Sprache umsetzen) oder Sprechen (eine bereits vorhandene Sprache verwenden) wäre irreführend gewesen; die Verwendung wiederum eines deutschen Neologismus wie „Sprachlichen" bietet meines Erachtens gegenüber „Linguieren" keinen wesentlichen Gewinn.

Was bedeutet Linguieren? Zunächst lässt sich feststellen, dass Menschen wie alle Lebewesen in irgendeinem Ausmaß in der Lage sind, ihr Verhalten miteinander zu koordinieren. Zwei Menschen, die nicht gleichzeitig durch eine Tür gehen können, werden eine Form der Koordination finden müssen, um zum Ziel zu gelangen. Solche einfachen Koordinationen können auch andere Lebewesen erbringen, zum Beispiel wenn sie gleichzeitig zum gleichen Ziel streben, etwa zur Beute oder zum Trog, oder wenn zwei Männchen sich mit dem gleichen Weibchen zu paaren trachten. In Vorwegnahme eines in Lehrveranstaltungen immer wieder geäußerten Einspruchs sei hier angemerkt, dass höher entwickelte Säugetiere – gemeint sind meistens Hunde und Katzen – durchaus sehr komplexe Verhaltenskoordinationen auf der Basis von angeborenen Schemata erlernen und so den Anschein von „Linguieren" erwecken können. Das Besondere aber an Menschen ist, dass sie über die noch so komplexen primären Verhaltenskoordinationen hinaus in der Lage sind, diese Verhaltenskoordinationen mittels anderer Verhaltenskoordinationen zu steuern, zum Beispiel mittels verbaler und nichtverbaler Verhaltensweisen. Um beim obigen Beispiel der Tür zu verbleiben: In dem Moment, in dem einer der beiden dem anderen mittels einer Handgeste den Vortritt lässt, hat eine Verhaltenskoordination der 2. Ordnung stattgefunden. Die Verhaltenskoordination – Handgeste/Verstehen – steuert übergeordnet die einfache Koordination, die heißt, durch die Tür zu gehen. Mit Maturanas Worten haben diese Menschen eine konsensuelle Verhaltenskoordination höherer Ordnung erbracht, und sie handeln auf diese Weise im spezifisch menschlichen Bereich des Linguierens bzw. In-Sprache-Seins.

Die Tatsache, dass der Mensch durch die erworbene Fähigkeit des Linguierens die Grenzen des Bereichs räumlicher Verhaltenskoordinationen überschritten hat, hatte eine unendlich emanzipatorische Wirkung auf die weitere Entwicklung der Menschheit. Denn dadurch lassen sich prinzipiell unbegrenzte Möglichkeiten des Denkens und der Verständigung eröffnen. Gleichzeitig aber stattete diese kulturelle Errungenschaft den so entstandenen Menschen mit einer Reihe neuer Probleme aus, die es notwendig machten, normative Regelsysteme zur Eigenregulation zu erfinden wie unter anderem Ethik und Ökologie. In Sprache sind wir imstande, unendlich vieles zu denken, mitunter aber auch unsere eigene Vernichtung als Individuen und Spezies.

Abbildung 4 illustriert den Zusammenhang zwischen den autopoietisch gesteuerten Prozessen, die allen Lebewesen gemeinsam sind, und dem Linguieren als spezieller Form menschlicher Konsensualisierung. Die autopoietisch gesteuerten Prozesse erhalten die Organisation des Lebendigen aufrecht und laufen daher in operationaler Schließung bzw. selbstreferenziell (auf sich selbst bezogen) ab. Aus dieser biologischen Perspektive erkennt das Lebewesen immer nur intern, also subjektgebunden: Jedes Lebewesen lebt die Welt, die es im Prozess des Lebens erzeugt. Diese gewissermaßen „autistische" Lebensweise wird vom „Säuge- und Herdentier" Mensch auf eine ihm spezifische Weise überwunden, indem er andauernd bemüht ist, die Grenzen seiner biologischen Individualität durch linguierende Konsensualisierung zu überschreiten. Auf diese Weise werden Gemeinschaften (Gesellschaften) erzeugt, die ihre Erzeuger durch Kommunikation zu Menschen sozial konstituiert. Gemeinschaftliches erzeugt bei Menschen zudem den – zuweilen trügerischen – Eindruck, in einer mit anderen geteilten, also „objektiven" Welt zu leben.

2.1.2 Beobachten

Beobachten heißt Unterscheiden. Wo kein Unterscheiden möglich ist, kann es kein Erkennen geben. Das Nervensystem eines Beobachters erzeugt andauernd Unterscheidungen, von denen nur ein geringer Teil psychisch als Erfahrungen erlebt und ein geringerer Teil „linguiert" bzw. in Beschreibungen umgesetzt wird. Je nachdem, ob die durch Beobachten unterschiedenen und so „erzeugten" Einheiten anhand ihrer Eigenschaften oder ihrer Bestandteile beschrieben werden, sind sie nach Maturana als jeweils „einfache" oder „komplexe" Einheiten aufzufassen. Man spricht von einer einfachen Einheit, wenn sie auf der Grundlage ihrer Eigenschaften beschrieben wird. Ein Automobil als Fahrzeug mit eigenem Antrieb zu beschreiben konstituiert eine einfache Einheit. Wird das Auto anhand seiner Komponenten und ihrer Verknüpfungen beschrieben (Chassis, Motor usw.), hat man dann eine komplexe Einheit unterschieden bzw. ein System.

Intern gesehen, ist der Organismus nicht in der Lage zu „erkennen". Der Organismus arbeitet allein mit den Relationen, die sich zwischen den eigenen Zuständen ergeben, etwa zwischen sensorischen und motorischen Prozessen. Dabei werden die Prozesse vollzogen, die notwendig sind, damit die eigene Organisation, das heißt die vorgesehenen Relationen zwischen den einzelnen Bestandteilen, konstant gehalten wird. Maturana bietet hierzu als Beispiel die Situation eines im Nebel blind fliegenden Piloten, der, ohne Zugang zur Topografie seiner Umwelt, darauf angewiesen ist, bestimmte Verhältnisse zwischen den Anzeigen in seinem Cockpit nach bestimmten Regeln einzuhalten. Wollte man ihm zu einer geglückten Landung trotz dichten Nebels gratulieren, müsste man ihn eigentlich dafür beglückwünschen, dass er mit Anzeigen umgehen kann. So ähnlich kann man sich die Arbeitsweise des Nervensystems vorstellen. Wenn man sich die Hand an einer Tischkante stößt, „weiß" das Nervensystem allenfalls, dass sich Veränderungen im Verhältnis zwischen bestimmten sensorischen Flächen ergeben haben. Das Prozessieren dieser Veränderungen unter Hinzuziehung weiterer Elemente des Nervensystems ist das, was der österreichische Physiker und Begründer der Kybernetik 2. Ordnung, Heinz von Foerster, das Errechnen von Eigenzuständen beim Erkennenden genannt hat (z. B. 1985). Sie konstituieren den kognitiven Bereich des Beobachters. Nicht also Abbildungen der Welt konstituieren unsere kognitiven Bereiche, sondern interne Errechnungen.

Die eingangs festgehaltene Aussage, dass Beobachten Unterscheiden heißt, muss nun durch folgende Einschränkungen präzisiert werden:

- Biologisch gesehen, verarbeitet das Nervensystem Unterschiede in den Relationen zwischen seinen Zuständen. Dies kann im sensorischen, motorischen oder, in weitaus größerem Ausmaß, im interneuronalen Bereich stattfinden.

- Im psychischen Bereich verbindet der Beobachter manche dieser Unterschiede an seinen organischen Funktionen zu sinnhaften Erlebnissen und synthetisiert sie als *Erfahrung*. Diese Unterschiede gestalten die Innenwelt – das *psychische System* – des Beobachters und konstituieren sein subjektives Erleben. Jene können je nach Zusammenhang unterschiedliche innere Zustände und Handlungen auslösen.
- Sprachlich umgesetzte Erfahrungen bilden als *Beschreibung* die Einheiten, aus denen die Welt des Beobachters besteht. Beschreibungen stellen somit die Elemente des kommunikativen Bereichs dar und so der gemeinsamen Welten von Beobachtern. Manche dieser Beschreibungen verbindet der Beobachter nach gewissen Regeln mit anderen und liefert damit Erklärungen. Die Beschreibung von emotionalen Regungen erbringt die Gefühle.

Die am Menschen beteiligten Systeme finden in einer gemeinsamen Struktur zusammen, in der sie in einem Verhältnis von *struktureller Kopplung* zueinander wirken. Mit diesem auf Maturana zurückgehenden Begriff ist eine Form der Wechselwirkung zwischen Systemen gemeint, deren Bestandteile sich aufeinander einstellen, ohne ihre Eigenständigkeit aufzugeben. Die Elemente zum Beispiel des endokrinen und des Nervensystems „irritieren" sich wechselseitig und entwickeln bei fortdauernder Interaktion Zustände korrelativer Gemeinsamkeit, ohne in das jeweils andere Systeme überzugehen oder ursächlich für deren Arbeitsweise zu werden. Bei diesen Zuständen, in denen die Systeme ihre Struktur teilweise aufeinander koppeln, ohne ihre Eigenständigkeit einzubüßen, gewinnt man aus der Außenperspektive den Eindruck, dass das eine System Ursache für das Funktionieren des anderen geworden ist. Dies wäre jedoch eine Fehldeutung, zumal strukturell gekoppelte Systeme trotz ihrer zuweilen sogar existenziellen Koordination zu jeder Zeit ihre Eigenheit bewahren. Jedes dieser Systeme ist für das jeweils andere Umwelt. Auch dann, wenn keines dieser Systeme ohne das andere existieren kann, bestimmt oder erklärt die Operationalität des einen nicht diejenige des anderen. Das Bewusstsein bedient sich des Gehirns, die Emotionen resultieren aus der Veränderung körperlicher Funktionen, Kommunikation folgt auf Handlungen. Das heißt aber nicht, dass Bewusstsein gleichzusetzen ist mit Gehirnfunktion, Emotion mit hormoneller Sekretion oder Kommunikation mit Verhalten. Dennoch gäbe es kein Bewusstsein ohne Gehirn, keine Emotion ohne körperliche Veränderung und keine Kommunikation ohne Handlung.

Eine häufige Verletzung der logischen Buchhaltung lässt sich an folgenden Beispielen veranschaulichen: Ein Mangel an Sauerstoff in der Luft geht mit einer Beschleunigung des Atmens einher, der Speichelfluss eines konditionierten Hundes mit dem Erklingen einer Glocke. Dies verführt zu dem Eindruck, dass es sich um kausale Zusammenhänge handle. Solche – reduktionistischen – Deutungen rühren daher, dass der Beobachter seine Beobachtungsperspektive erweitert und so die Gleichzeitigkeit von Verhalten (Atmung und Speichelfluss) und Umweltbedingungen (Sauerstoff, Glocke) fokussiert. Der komplexe Zusammenhang zweier voneinander unabhängiger Vorgänge wird so als Ganzheit „gesehen". Würde aber der Beobachter die organischen Zustände der Betreffenden einzeln untersuchen, würde er feststellen, dass bei dem einen die schnellere Atmung auf eine biochemische Veränderung der Blutzusammensetzung zurückgeht und die vermehrte Speichelsekretion beim Hund auf Veränderungen in seiner Nerventätigkeit, die sonst mit Appetenzreaktionen einhergehen.

Will man Beobachten als solches verstehen und dabei eine klare logische Buchhaltung befolgen, muss man zwischen Nerventätigkeit, Erfahrung und Beschreibung unterscheiden und sie, aus der Perspektive des Beobachters, als voneinander unabhängige Einheiten des eigenen kognitiven Bereichs behandeln. Die Erklärung der einen dieser Einheiten durch eine der anderen stellt eine unzulässige Reduktion dar, die das untersuchte Phänomen verhüllt, statt es zu beleuchten. Es empfiehlt sich daher, diese drei Phänomenbereiche des Lebendigen als eigenständig zu betrachten und ihre Interaktion miteinander als eine der Strukturkopplung zu verstehen.

2.1.3 Erkennen

Erkennen setzt Beobachten voraus, und Beobachten ist Tätigkeit – des Nervensystems, des Organismus, des Individuums. Diesen inneren Zusammenhang zwischen Kognition und Verhalten fassen Maturana und Varela (1984, dt. 1987) in einem Aphorismus zusammen: „Alles Tun ist Erkennen, und alles Erkennen ist Tun." Als Erkennen wird ein Prozess bezeichnet, in dessen Verlauf das Nervensystem Veränderungen im relationalen Gefüge seiner internen Zustände „errechnet" und dies auf den Organismus zurückwirkt und ihn verändert. Manche Aktivitäten des Nervensystems mit Folgen für das Verhalten wirken sich auf die Umgebung aus, und dies führt zu Veränderungen des Organismus. In welcher Weise und Stärke diese Veränderungen ablaufen, hängt von den strukturellen Möglichkeiten zur Anpassung des Organismus (Plastizität) und von den aktuellen Zuständen ab. Ein liebevoll eingestellter Mensch dürfte einer größeren Intensität an zwischenmenschlicher Störung bedürfen, bevor er seine Haltung zum anderen ändert; ein anderer, der ohnehin negativ eingestellt ist, kommt leichter aus der Ruhe.

Bei der Beschreibung eines Lebewesens kann der Beobachter sehr unterschiedlich fokussieren: Mal interessieren ihn nur die internen Zustände des Organismus und ihre Veränderungen, mal die Interaktionen des Lebewesens als Ganzes mit seiner Umgebung. So bestimmt er unterschiedliche Phänomenbereiche wie Biochemie, Physiologie und Neurobiologie auf der einen Seite, Verhalten und Kommunikation auf der anderen. Da der Beobachter derjenige ist, der einen Zusammenhang zwischen diesen Bereichen durch den Fokus seiner Beobachtung festlegt, existiert das zusammenhängende Phänomen nur in der Beobachtung, die es empirisch vernetzt. Dabei kann es zu folgenreichen Vermengungen von Phänomenbereichen kommen, so zum Beispiel, wenn Biologen Phänomene des Lebens als physikalisch-chemische Phänomene erklären, Humanwissenschaftler Kognition und Verhalten als biologische Phänomene und Sozialwissenschaftler soziale Prozesse als psychologische Phänomene. Einer dieser folgenreichen Irrtümer war zum Beispiel der Versuch der frühen akademischen Psychologie, einen linear kausalen Zusammenhang zwischen Anlagen oder Umwelt und dem Verhalten herzustellen, wonach alles Verhalten aus physiologischen Vorgängen resultieren oder diese direkt von der Umwelt abhängen würden.

Das Erkennen lässt sich jedoch nicht monokausal erklären, weder durch die Arbeitsweise des Nervensystems noch durch das Verhalten noch durch die Umwelt. Ob Erkennen vorliegt, beurteilt stets ein Beobachter, der eine Korrelation zwischen Organismus, Verhalten und Umwelt herstellt und dabei feststellt, dass das beobachtete Individuum effektiv handelt, das heißt, in der Lage ist, die Anforderungen der Umgebung zu meistern. Daraus jedoch ableiten zu wollen, dass Erkennen zielgerichtet stattfindet, um das Fortbestehen des Lebens zu sichern, wäre eine vom Beobachter eingeführte Erklärung, die dem Phänomen Kausalität (warum) oder Finalität (wozu) zuordnet. Aus der Perspektive des Organismus hat es, wie bereits gesagt, kein „Erkennen“ gegeben, sondern nur ein Errechnen innerer Zustände und eine darauf abgestimmte Aktivität.

Ohne über einen anderen Zugang zur äußeren Welt zu verfügen als über die intern regulierten Prozesse des Errechnens, beinhaltet Erkennen keinen Prozess einer wie auch immer gearteten Abbildung äußerer Bedingungen. Erkennen beinhaltet vielmehr einen Prozess der Erzeugung einer lebbaren Welt, einer Welt, in der das Lebewesen existieren kann. Heinz von Foerster (1985, S. 25) spricht in diesem Zusammenhang davon, dass die Welt, in der wir leben, unsere Erfindung ist.

Folgende Thesen fassen den Kern der Kognitionstheorie Maturanas zusammen.

- Erkennen ist weder getreue Abbildung (Repräsentation) einer vom Erkennenden unabhängigen Realität noch willkürliche oder beliebige Konstruktion. Vielmehr beinhaltet es die Art und Weise, wie das Lebewesen infolge seiner strukturellen Möglichkeiten und der je aktuellen Beschaffenheit seiner internen Zustände die Welt erzeugt, mit der es so lange im Einklang lebt, wie es lebt (Anpassung ohne Identitätsverlust).
- Die traditionelle Forderung nach Objektivität als Entsprechung von außen und innen übersteigt die Erkenntnismöglichkeiten des Menschen. Die biologische Gebundenheit allen Erkennens und das Fehlen eines Mechanismus, der zwischen Illusion und Wahrnehmung unterscheidet, beschränkt das Kriterium der Objektivität auf rein kommunikative Zwecke.

2.1.4 Realität

Es wird gelegentlich behauptet, dass „Systemiker“ ihre Welten nach Belieben erfinden. Das ist natürlich Unsinn! Denn Erkennen stellt in systemischer Sicht das fortlaufende Ergebnis der Arbeitsweise eines strukturell determinierten Systems dar. Die zur Gründerzeit systemischer Ansätze ausgiebig geführte, zumeist jedoch unfruchtbare Diskussion über die Wahrheit/Unwahrheit von Realitäten/Wirklichkeiten/Konstruktionen dürfte allmählich kaum noch eine Rolle spielen und wird hier übergangen. Als Theorie des Beobachtens beschränkt sich der Fokus systemisches Denken ausschließlich auf das, was uns

Menschen zugänglich ist, nämlich unsere Beobachtungen und Beschreibungen. Ein Diskurs hingegen über die Existenz oder Nichtexistenz einer beobachterunabhängigen Realität wird anderen Denksystemen, die sich damit plagen, überlassen. Ich gehe ausdrücklich davon aus, dass jedes Erkennen auf Unterscheidungen beruht und dass Realitäten auf jene Prozesse zurückgehen, die diese Unterscheidungen hervorbringen und reproduzieren.

Der Kognitionsbereich eines Menschen besteht – so Humberto Maturana – aus den Beschreibungen, die er hervorbringt: *„Alles Gesagte wird von einem Beobachter zu einem anderen Beobachter gesagt, der er selbst sein kann."* Dieser Satz, der alles für uns Menschen Existierende auf Beobachten und Beschreiben zurückführt, sagt nichts darüber aus, ob es eine vom Beobachter unabhängige Welt gibt oder nicht. Er besagt nur, dass jede *Aussage* über die Welt einem Prozess des Beobachtens entstammt und auf diesen zurückverweist. Damit ist zugleich gesagt, dass der Mensch über die Welt, die er kraft seiner Beobachtungen in-Sprache hervorbringt, nicht hinausgelangen kann, zumal jede Frage, die über diesen Bereich hinausführen soll, unweigerlich auf eine weitere Beschreibung und nicht auf die beschriebene Gegebenheit selbst stößt. Man kann das Wort „Tisch" unendlich lang und nuanciert wiederholen, und es wird nicht gelingen, den Gegenstand „Tisch" in den Diskurs einzubauen. „Tisch" bleibt eben ein Wort. Ob menschliche Beschreibungen einer objektiven, den Beobachter transzendierenden Objektwelt entsprechen oder nicht, muss letztes Endes unentscheidbar bleiben.

Das biologische Wesen Beobachter operiert mit den Unterscheidungen, die sein Organismus aufgrund seiner Ausstattung und Funktionsweise erzeugt. Einmal entstanden, nehmen aber diese Unterscheidungen für alle praktischen Zwecke realen Charakter an: *Real ist, was reale Konsequenzen hat.* Mit den Worten Maturanas (1982, S. 264): „Realität ist ein Bereich, der durch Operationen des Beobachters bestimmt wird." Er bezeichnet das Gesamte dieser von Beobachtern hervorgebrachten Realitäten als den Bereich „konstitutiver Ontologien", um diese von einer universellen, beobachterunabhängigen Ontologie zu unterscheiden.

2.1.5 Kommunikative Brauchbarkeit

Menschliches Erkennen hat keinen Zugang zu einer beobachterunabhängigen Welt. Das traditionelle wahrheitsabsichernde Kriterium der Objektivität als Übereinstimmung von Objekt und Erkenntnis kann vor einem systemischen Hintergrund nicht bestehen. Sie wird zugunsten von Nutzenerwägungen des Erkennens aufgegeben. Die Bestimmung des Nützlichen ist jedoch problematischer, als es auf den ersten Blick erscheint. Die Rede vom Nutzen verleitet leicht dazu anzunehmen, dass dieser beobachterunabhängig festgestellt werden kann. Ohne auf dieses im wissenschaftlichen Diskurs etablierte Kriterium ganz verzichten zu wollen, schlägt Maturana vor, die Objektivität „einzuklammern“, und sei es nur, um daran zu erinnern, dass hier keine eindeutige Entsprechung zwischen Gegenstand und Erkenntnis beansprucht wird, sondern bestenfalls eine pragmatisch nützliche Korrespondenz zwischen Beschreibungen. Die radikale Forderung von manchen Konstruktivisten, das Objektivitätsgebot und so auch jedes Verständnis von Realität ganz und gar aufzugeben, dürfte sich mittlerweile als Kampf gegen Windmühlen entpuppt haben. Die Differenz objektiv/real auf der einen Seite und subjektiv/beliebig auf der anderen aufzugeben verspricht zudem kaum Nutzen. Diese auf Beobachten zurückgehenden Differenzen steuern ohnehin die alltägliche Lebenspraxis und den wissenschaftlichen Diskurs. Wichtig ist nur, im Hinterkopf zu behalten, wie diese Differenzen entstehen.

Die Realität des Konstruktivisten und des Realisten unterscheidet sich allein bezüglich ihrer Begründung, nicht jedoch hinsichtlich ihrer empirischen Effektivität. Bei vorhandener Sehkraft dürften der Realist und der Konstruktivist die Tür erst aufmachen, bevor sie über die Schwelle gehen. Der Unterschied beider Realitätsauffassungen besteht im Wesentlichen in den zugrunde gelegten Kriterien, anhand derer der Vergleich zwischen Kognition und Objekt durchgeführt, gedeutet und bewertet wird. Der Realist setzt an den Eigenschaften der Objektwelt an, der Konstruktivist an den Operationen, die diese Realitäten hervorbringen. Demgemäß richtet sich das Interesse des Konstruktivisten auf die Unterscheidungsprozesse, welche die Realitäten hervorbringen, und seine Validitätskriterien folgen der Logik von Kommunikation.

Der schweizerisch-österreichische Humanwissenschaftler und Begründer des radikalen Konstruktivismus, Ernst von Glasersfeld (1987), schlug vor, Erkenntnis und Wissen dann für gut zu befinden, wenn die in ihnen enthaltenen Anweisungen sich für den Umgang mit Welt als „viabel“ (gangbar) erweisen, das heißt, wenn sie es ermöglichen, zum angestrebten Ziel zu gelangen. Dieses Konzept sagt nichts über die „Richtigkeit“ eines Weges aus, sondern nur etwas über seine Gangbarkeit (Viabilität).

Inspiriert von Gedanken, die auf Humberto Maturana und Francisco Varela zurückgehen, ziehe ich es vor, das Viabilitätskonzept auf individuelle kognitive Leistungen zu beschränken und die interindividuelle Qualität von Wissen am Kriterium der *kommunikativen Brauchbarkeit* festzustellen. Eine Beschreibung ist brauchbar, wenn sie verschiedenen Beobachtern hilft, zu einem angestrebten Ziel zu gelangen. Mit anderen Worten stellen Beschreibungen „Rezepte“ dar, die anweisen, wie mit bestimmten Phänomenen umzugehen ist. Sie antworten auf die Frage, was ich tun muss, um zu gleichen oder vergleichbaren Ergebnissen wie ein anderer zu gelangen. Gelingt es verschiedenen Beobachtern mithilfe einer Beschreibung mit dem beschriebenen Phänomen in vorhergesagter oder zumindest sinnvoller Weise umzugehen, hat sich die Beschreibung als kommunikativ brauchbar erwiesen.

2.2 Soziologische Voraussetzungen

Psychische und soziale Phänomene begründen je eigene Phänomenbereiche. Das biologische Phänomen setzt, um überhaupt vorkommen zu können, das Vorhandensein bestimmter physikalischer Phänomene voraus; der physikalische Bereich stellt somit die notwendige Umwelt, aus der heraus das Biologische als Phänomen eigener Qualität emergieren (auftreten) kann. Entsprechendes gilt für die Emergenz psychischer und sozialer Phänomene; sie benötigen eine biologische Umwelt, um auf dieser Basis als eigenständige Phänomene hervorzugehen. Dementsprechend muss ein Verständnis des Menschen, das über seine räumlich-physikalische und biologisch-autopoietische Beschreibung hinausgeht, das Spezifische menschlicher Seinsweise erfassen – die Sprachlichkeit (das Linguieren, vgl. 2.1.1). Denn erst in Sprache verwirklicht sich das Beobachten als Umsetzung in Beschreibung und so als koordinierte Aktivität von Beobachtern – von „linguierenden Lebewesen". Biologie und Sprache, das heißt, biologische Individualität und sprachlich-sinngebundene Gemeinschaft, werden im systemischen Verständnis als für den Menschen konstitutiv angesehen; sie beinhalten gewissermaßen eine moderne Version des altbekannten *Zoon politikon.* Menschen als „linguierende" Wesen – als „Beobachter" – sind nur in Gemeinschaft mit anderen Menschen denkbar. Der Prozess des Beobachtens erweist sich als ein unmittelbares oder vermitteltes Unterscheiden in Sprache bzw. als *linguierendes Unterscheiden* und so als *sozialer Prozess.*

Die folgenden Abschnitte erläutern die soziologischen Voraussetzungen systemischen Denkens in enger Anlehnung an Gedanken des Soziologen Niklas Luhmann. Dabei werden seine Kommunikationstheorie und seine Theorie sozialer Systeme als zentrale Bausteine für eine systemische klinische Theorie betrachtet. Bevor aber auf diese Themen eingegangen wird, folgt eine einführende Auseinandersetzung mit dem Systembegriff.

2.2.1 System

Der Begriff „System" stammt aus dem Altgriechischen und bedeutet „Gebilde" (*systema*) bzw. „Zusammenstellung" (zu *syn* = „zusammen" und *hystanai* = „stellen"). Meines Erachtens gibt das deutsche Wort „Gebilde" am ehesten das wieder, was mit System gemeint wird, nämlich eine komplexe Einheit, die aus Bestandteilen „gebildet" ist. Anders als bei einfachen Einheiten (vgl. Abschn. 2.1.2), deren Beschreibung sich auf die Aufzählung ihrer Eigenschaften als Ganzheit beschränkt, muss eine systembezogene Beschreibung die Elemente und ihre Verknüpfungen benennen. In diesem Sinne kann ein *System* definiert werden als ein von seiner Umwelt abgegrenztes Gebilde, das aus Elementen und ihren Relationen besteht.

Für die Untersuchung von Systemen unterscheidet Luhmann drei Ebenen der Analyse (Abb. 6). In der mittleren Ebene lassen sich je nach basaler Operation vier Typen von Systemen unterscheiden. Anders als Maschinen werden Organismen, soziale und psychische Systeme als autopoietische Systeme verstanden, die ihre eigenen Elemente produzieren und reproduzieren. Sozialen und psychischen Systemen ist gemeinsam, dass sie temporalisierte, also nichträumliche „Gebilde" sind, die Sinn erzeugen und konservieren. Von den drei Typen von so-

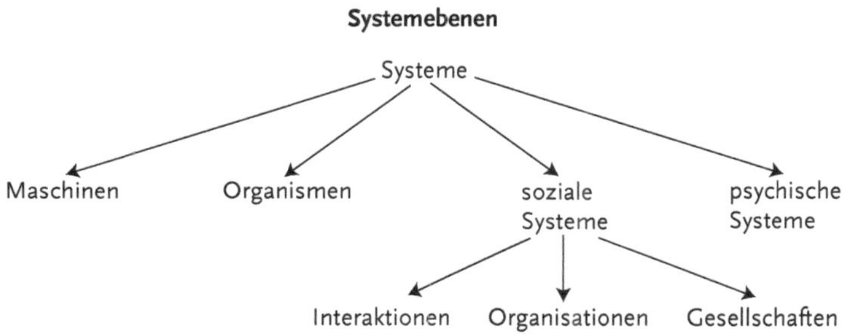

Abb. 6: Ebenen der Systembetrachtung (nach N. Luhmann 1984)

zialen Systemen – Interaktionen, Organisationen und Gesellschaften – sollen uns hier mit Bezug auf Psychotherapie nur die Interaktionssysteme interessieren. *Interaktionssysteme* sind soziale Systeme, die unter Anwesenden entstehen, also gewissermaßen *Vis-à-vis*-Systeme. Dazu gehören unter anderem Therapie, Beratung und Supervision. Organisationen, wie etwa Familien und Teams, in denen die Rollen wichtiger als die Personen sind, werden uns hier nur am Rande interessieren. Die Gesellschaft wiederum als Bewahrerin von Normen und Traditionen wird zwar im Hintergrund wirken und die Interaktionssysteme kontextualisieren, jedoch in diesem Text nur selten in den Vordergrund treten.

Mitte der 1950er-Jahre begannen einzelne Psychotherapeuten in den USA, das soziale Umfeld ihrer Patientinnen und Patienten in die Therapie nicht nur als Lieferanten von anamnestischen Daten und Beobachtungen, sondern als Mitpatienten einzubeziehen. Zu dieser Zeit gab sich die Familientherapie weitgehend als Praxis ohne eigene Theorie aus. Nach und nach wurden jedoch erste Konzepte aus den damaligen Systemtheorien eingeführt, und es kam zu ersten Bestimmungen der Familie als soziales System. Man orientierte sich an theoretischen Konzepten nordamerikanischer Soziologie, insbesondere an Talcott Parsons (1951) Konzept des sozialen Systems. Erste Modelle der Familie als soziales System wurden auf dieser Basis am Beispiel des Mobiles verdeutlicht. Diese aus heutiger Perspektive etwas zu mechanisch anmutenden Modelle genossen in den 1970er-Jahren große Popularität. Um die Dynamik von Familien konzeptionell zu fassen, postulierten sie eine quasi physiologische, homöostatische Organisation familialer Systeme. Soziale Systeme wurden als zirkulär verbundene Anordnungen von Elementen aufgefasst. Eine Intervention an einem der Elemente müsste zwangsläufig eine Anpassungsveränderung des gesamten Systems nach sich ziehen. Problematisch an dieser Modellierung ist jedoch, dass es in menschlichen Beziehungen keine derart festen Verbindungen gibt, wie sie bei einem Mobile unerlässlich sind, damit das Gebilde nicht zusammenfällt. In der Praxis konnte man zudem immer wieder feststellen, dass Veränderungen bei einzelnen Mitgliedern keineswegs eine Gesamtveränderung des Systems zur Folge hatten. Dass ein enuretisches Kind endlich aufhört einzunässen, löst nicht zwangsläufig eine strukturelle Veränderung der gesamten Familie aus. Um diese Probleme zu umgehen, behalf man sich damals mit normativen Konzepten wie Regeln und Erwartungen und versuchte, diese – metaphorisch – mit der Festigkeit der Drähte eines Mobiles zu vergleichen.

Einige Zeit später, zu Beginn der 1980er-Jahre, wandte man sich neu aufkommenden biologischen Konzepten zu und begann, die Familie als komplexe Vernetzung aufeinander bezogener Komponenten nach dem Modell eines Organismus aufzufassen. Das Modell „Organismus“ bot eine weitaus größere Flexibilität als das „Mobile“, und es lag deshalb vielen der ersten Konzepte der systemischen Therapie zugrunde. Dennoch enthielt dieses Modell eine Komplikation, die erst im Nachhinein auffiel. War man nämlich bereit, soziale Systeme in biologischer Analogie zu Organismen zu modellieren, musste man in Kauf nehmen, dass die Komponenten dieser Systeme „ganze“ Menschen sein müssten, also biologische Systeme. Das konnte nur um den Preis akzeptiert werden, dass man soziale Systeme – ganz im Sinne des Biologen Maturana – dem biologischen Phänomenbereich zuordnete. Dies war insofern eine unglückliche Lösung, als sie nicht erlaubte, den nächsten konzeptionellen Schritt zu gehen und soziale Systeme und ihre Therapie in dem ihnen gebührenden Bereich des Sozialen anzusiedeln.

Erst nach Erscheinen des Hauptwerkes von Niklas Luhmann, *Soziale Systeme* (1984), gab es im deutschsprachigen Raum eine nochmalige Wende in Richtung auf eine Sprache, die sich nicht mehr mechanisch-physikalischer oder biologischer Anleihen bediente, sondern genuin im Sozialen begründet war. Luhmann bot der sich entwickelnden systemischen Therapie eine großartige Möglichkeit, ihren Gegenstand und ihre Methodologie als soziale Phänomene aufzufassen und mit der Sprache des Sozialen zu beschreiben.

Systembegriff. Luhmann passte die Definition eines Systems an die neueren Gedanken der Systemwissenschaften an und prägte den Systembegriff neu. Systeme leisten nach Luhmann Komplexitätsreduktion durch Schaffung einer neuen, anderen Komplexität. Sie ordnen nicht bloß bereits vorhandene Elemente durch Verknüpfung, sondern sie „erzeugen" die Elemente und die Relationen, aus denen sie bestehen. Elemente, Relationen und die Grenze des Systems entstehen gleichzeitig mit dem Entstehen des Systems. Zuvor hat es nichts davon gegeben, nach Auflösung des Systems gibt es auch nichts mehr. Unter Rückgriff auf ein Beispiel aus der Chemie lässt sich feststellen, dass die Bestandteile des Kochsalz, Natrium und Chlorid, durch selektive Verknüpfung miteinander sowohl neue, sonst nicht vorhandene Eigenschaften entwickeln als auch andere einbüßen. Alle Möglichkeiten, die Na und Cl gehabt hätten, sich zu verknüpfen, sind so lange ausgeschlossen, wie sie als Elemente in das System NaCl eingebunden sind. Luhmann war, wie man schon an dieser Stelle feststellen kann, sehr vom Autopoiese-Konzept Maturanas angetan, allerdings sehr zum Kummer Maturanas, der durch diese Erweiterung auf soziale Systeme die Mächtigkeit seines ursprünglich im molekularen Bereich angesiedelten Konzepts verwässert sah. Luhmann ordnete nicht nur biologischen, sondern auch psychischen und sozialen Systemen eine autopoietische Organisation zu. Im Hinblick auf soziale Systeme galt es, plausibel zu machen, wieso sie ihre eigenen Komponenten erzeugen können. Luhmann löste dieses Problem, indem er Kommunikationen und nicht Menschen als Elemente sozialer Systeme auffasste. Menschen stellen zwar eine notwendige und unerlässliche Umweltbedingung für das Entstehen von Kommunikation und so von sozialen Systemen dar, sie sind aber kein integraler Bestandteil von Kommunikation oder sozialen Systemen. Sie gehören zur Umwelt des sozialen Phänomens ebenso, wie biochemische Prozesse zur Umwelt des biologischen Phänomens gehören. Den sozialen Systemen war somit eine emergente – neuartige – Qualität im Bereich des Sozialen zugeordnet worden, die weder auf Physik noch auf Biologie reduzierbar ist. Systeme entstehen wie alle anderen Gegenstände des Beobachtens durch Unterscheidung. Sind sie aber einmal entstanden, können sie für alle weiteren Belange als selbstreferenzielle, autopoietische, operational geschlossene Gebilde betrachtet und beschrieben werden.

Das Konzept „System"

Systeme sind Einheiten, die Komplexität reduzieren durch Aufbau und Stabilisierung einer eigenen Komplexität.

System-Emergenz meint Neuaufbau einer eigenen Komplexität bzw. die Erzeugung und Erhaltung eines Komplexitätsgefälles zur Umwelt.

Komplexität bezeichnet eine zusammenhängende Menge von Elementen, die aufgrund ihrer Verknüpfungskapazität nur *selektiv* miteinander verknüpf sein können. Komplexe Systeme können daher nie vollständig erfasst und beschrieben werden.

Systeme entstehen durch Konstitution folgender *Differenzen*:

- System/Umwelt
- Element/Relation
- Element/Element.

Systembildung ist eine Eigenleistung des Systems, das durch selektive Binnenrelationierung der Elemente eine Differenz zur Umwelt erzeugt und erhält, das System also abgrenzt.

Systemgrenzen sind funktionale Prozesse, welche die System-Umwelt-Differenz regulieren.

Die Relationierung der Elemente schränkt ihre Möglichkeiten ein, qualifiziert sie aber auf diese Weise zu Elementen des Systems.

Elemente sind Elemente nur für das System, das sie als *Einheit* verwendet. Elemente und Relationen *bedingen sich gegenseitig*.

Es folgt:
Elemente, Relationen und Grenze entstehen und erhalten sich zusammen mit dem Entstehen und Ausdifferenzieren des Systems.

Abb. 7: Das Konzept „System" (nach N. Luhmann 1984)

Abbildung 7 resümiert die wichtigsten Aspekte, die in den Systembegriff nach Luhmann eingehen:

- Systeme reduzieren Komplexität durch Aufbau einer eigenen Komplexität. Systeme höherer emergenter Ordnung sind in der Regel weniger komplex als solche niederer Ordnung, zumal sie Art und Zahl ihrer Elemente selbst bestimmen.
- In differenztheoretischer Betrachtung wird ein System durch drei Differenzen konstituiert, die jeweils als Einheit (der Differenz) anzusehen sind. Die Differenz *System/Umwelt* beruht auf dem Komplexitätsgefälle zwischen diesen beiden Aspekten. Diese Differenz konstituiert das System

und verleiht ihm Existenz. Würde das Komplexitätsgefälle zwischen System und Umwelt verschwinden, würden ebenfalls das System und die Umwelt vergehen, denn beides existiert nur im wechselseitigen Bezug aufeinander. Jede Umwelt ist einzig und kommt nur im Hinblick auf das System vor, dem sie als Hintergrund im Sinne einer Figur-Hintergrund-Differenz dient. Die Differenz *Element/Relation* ist insofern für das System ebenfalls konstitutiv, als es beides nur im wechselseitigen Bezug aufeinander geben kann. Ein Element (Teil von) kann es ohne eine Relation mit anderen nicht geben, ebenso wenig eine Relation, die keine Elemente verknüpft. Für Systeme gilt darüber hinaus, dass sie aus verknüpften Elementen bestehen. Schließlich beinhaltet die Differenz *Element/Element*, dass Systeme als zusammengesetzte Gebilde aus mindestens zwei Elementen, die sich genügend voneinander unterscheiden, bestehen müssen.

- Systembildung basiert auf Selektionen: Manches wird ausgewählt und verwendet, anderes ausgelassen. Infolge der selektierenden Verknüpfungsprozesse zwischen den Elementen werden die dabei entstehenden Relationen dem System zugeordnet. Alle anderen möglichen Relationen, welche die Elemente hätten herstellen können, werden ausgeschlossen. Ein Backstein kann prinzipiell zum Bestandteil der verschiedensten Mauern werden; ist er aber bereits in eine von ihnen eingebaut, hat zwar der Stein sozusagen eine neue Identität (zum Beispiel: Teil einer Mauer) gewonnen, es sind aber zugleich alle sonst möglichen Verbindungen ausgeschlossen. Systeme ordnen sich intern, sind operational geschlossen und verarbeiten nur Eigenzustände (Selbstreferenzialität). Veränderungen werden also nicht kausal von außen bewirkt, sondern folgen auf Prozesse, die sich in den Relationen zwischen den Komponenten ereignen. Das sichert die Differenz System/Umwelt als Komplexitätsgefälle, wobei das System seine gegenüber der Umwelt geringere Komplexität durch höhere interne Ordnung ausgleicht. Systembildung bedeutet also nicht, Vorhandenes zusammenzufügen oder Komplexität zu steigern oder zu verringern bzw. zu vereinfachen, sondern vielmehr eine qualitativ andere Komplexität hervorzubringen.
- Systemgrenzen sind Funktionen. Sie trennen und verbinden zugleich das Gebilde von seiner Umwelt. Grenzen schließen und öffnen das System gegenüber seiner Umwelt. Systeme sind insofern geschlossen, als keine der internen Operationen außerhalb des Systems stattfinden kann; sie sind aber in dem Maße offen, als ihre Komponenten mit Zuständen und Prozessen der Umwelt interagieren können. Grenzen regulieren also die strukturelle Koppelung zwischen System und Umwelt. Die Grenzfunktion wird von topologisch erkennbaren Grenzen nur bei räumlichen Systemen aus dem physikalischen Bereich ausgeübt. Psychische und so-

ziale Systeme haben als nichträumliche „Gebilde“ keine topologische Grenze.

- Die Komponenten und Relationen, die Systemgrenze und das System selbst entstehen gleichzeitig und begründen die selbstreferenzielle Organisation des Systems. System, Komponenten, Relationen und ihre Umwelt bedingen sich wechselseitig.

2.2.2 Kommunikation

Soziale Systeme setzen biologische, kommunikationsfähige Systeme voraus. Dennoch gehören diese biologischen Systeme – sprich: Menschen – nicht zur Definition des sozialen Systems. Sie bilden vielmehr die Umwelt, aus der sich die Kommunikation bedient, um überhaupt vorkommen zu können. Ein angemessenes Verständnis des sozialen Systems muss daher auf die Frage antworten, woraus sich solche Systeme zusammensetzen. Davor muss aber geklärt werden, wie es überhaupt unter Menschen zum Aufbau von dauerhafter Kommunikation, d. h. von Verhaltenskoordinationen höherer Ordnung, kommen kann. Geht man nämlich im systemischen Sinne davon aus, dass Menschen – d. h. strukturdeterminiert und geschlossen operierende – Lebewesen sind, muss man folgern, dass sie 1) aufeinander nicht gezielt einwirken können und 2) füreinander grundsätzlich intransparent bleiben. Eine Theorie sozialer Systeme muss also angeben, wie Menschen trotz ihrer Nichtinstruierbarkeit und gegenseitigen Intransparenz soziale Beständigkeit aufbauen können.

Luhmann zufolge baut Kommunikation auf Handlungen auf. Handlungen sind jedoch Ereignisse, die in dem Moment, in dem sie stattfinden, gleich wieder vergehen. Die Tatsache, dass eine Handlung als kommunikatives Angebot verstanden werden kann, setzt voraus, dass sie für den Adressaten mindestens insoweit bedeutsam ist, als sie Veränderungen in seiner Struktur auslöst. Diese Veränderungen werden jedoch nicht von der Handlung bestimmt, sondern immer und nur von der Struktur des Adressaten. Es ist also der Adressat, der Kommunikation durch eigene Veränderungen auf eigene Art und Weise vollzieht. Kommunikation kann somit nur in dem Maße entstehen und fortgeführt werden, in dem sie durch andauernde Anschlussbildung ständig erneuert (reproduziert) wird. Als Geschehen (Ablauf von Ereignissen) hat Kommunikation keinen räumlichen, sondern nur temporalen Bestand. Insofern als sie nichts räumlich Substanzielles enthält, kann Kommunikation nicht „beobachtet“, sondern nur erschlossen werden.

So gesehen, ist der Aufbau von dauerhafter Kommunikation als Koordination von Selektionen von in sich abgekapselten, operational geschlossenen Menschen ein höchst unwahrscheinliches Unternehmen. Luhmann hierzu: „Gesehen im Kontext evolutionärer Errungenschaften, muß kommunikativer Erfolg als zunächst äußerst unwahrscheinlich gelten“ (1984, S. 217). Wie kommt es also zu der selbstverständlichen Kommunikation, die wir im Alltag permanent durchleben? Aus der biologischen Perspektive Maturanas kommt es zur Bildung von sozialen Systemen durch Konsensualisierung, das heißt durch allmähliche Koordination der biologischen Struktur der Beteiligten. Dies geschieht im Rahmen eines konversationalen Driftens unter der Bedingung, dass die beteiligten Organismen eine gewisse Komplementarität aufweisen und in ihren Interaktionen eine zunehmende Rekurrenz (= Wiederholung) aufbauen. Unerlässliche Grundlage hierzu ist nach Maturana die *Liebe*. Darunter versteht er die gegenseitige Akzeptanz der Beteiligten bzw. die Öffnung eines Existenzraums für den anderen als einen Gleichen neben einem selbst. Ohne eine so verstandene Liebe gäbe es keine Sozialisation. Konversieren sei somit ein biologischer Prozess der strukturellen Koppelung zwischen Beobachtern. Dass die Komponenten menschlicher sozialer Systeme eben Menschen sein müssen, erkenne man schon daran, dass Verletzungen an den zur Kommunikation notwendigen Organen bei den Beteiligten den Fluss der Kommunikation stören oder unterbrechen. Deshalb gehörten soziale Systeme dem biologischen Phänomenbereich an.

Anders bei Luhmann. Aus der soziologischen Perspektive stellen soziale Systeme problembewältigende Systeme dar. Sie haben andauernd das *Problem der doppelten Kontingenz* zu lösen, das heißt jenes Problem, welches daraus erwächst, dass die Beteiligten zu jeder Zeit jeweils so, aber auch anders handeln könnten und dass sie dies zugleich von sich und dem jeweils anderen wissen. Der Versuch, die Kommunikation durch bestmögliches Berechnen des anderen abzusichern, sei zum Scheitern verurteilt. Gerade aber die Tatsache, dass beide dies von sich wissen und es daher dem anderen unterstellen, ermögliche Kommunikation. Um Kommunikation überhaupt in Gang zu bringen, muss einer der Beteiligten im „Wissen“ über dieses unvermeidbare Problem ge-

genseitiger Undurchschaubarkeit das Risiko auf sich nehmen und ein Kommunikationsangebot machen. Der Beginn eines Kommunikationsprozesses baut also auf Risikobereitschaft auf, und dies erfordert Vertrauen. Jede Handlung des einen reduziert für den anderen Komplexität, stiftet somit Sinn und bekommt daher strukturbildende Bedeutung. Dem immanenten Risiko einer jeden Kommunikation wird also durch ein risikofreudiges Festlegen entgegengewirkt, womit es erst einmal gebannt ist. Im nächsten Moment aber, nachdem der andere „verstanden" hat und bereit ist zu reagieren, stellt sich dieses unverbrauchbare (autokatalytische) Problem der doppelten Kontingenz wieder ein und wirkt erneut als Motor für Anschlussbildung und so für den Fortgang der Kommunikation. Kommunikation sorgt, so gesehen, von selbst für den eigenen Fortbestand. Insofern finde Kommunikation nicht zwischen Menschen statt, sondern vielmehr zwischen Kommunikationen in einem eigenen Phänomenbereich, nämlich dem des Sozialen. Die Komponenten sozialer Systeme seien demnach Kommunikationen.

Kommunikation – Die Einheit eines dreistelligen Selektionsprozesses

Sender:

1. Selektion: *Was* mitteilen? (Wahl einer *Information*)
2. Selektion: *Wie* mitteilen? (Wahl eines *Mitteilungsverhaltens*)

Adressat:

3. Selektion: *Verstehen* (Unterscheidung zwischen Information und Mitteilung)

Erst der Adressat qualifiziert eine Handlung als Kommunikationsangebot, wenn er der beobachteten Handlung den Sinn einer Mitteilung und nicht den einer bloßen Information über ein Verhalten gibt.

Kommunikation ist als selbstreferenzielles, temporalisiertes (nicht räumliches), instabiles Geschehen prinzipiell offen für Zufälle, Unerwartetes, Missverständnisse usw., also ein *riskanter Ablauf*.

Über die Zeit bilden sich Redundanzen und so auch *Erwartungsstrukturen*, die das Risiko verringern, jedoch nicht ausschließen.

Abb. 8: Kommunikation – Ein dreistelliger Selektionsprozess (nach N. Luhmann 1984)

Diesen gewiss abstrakten und auf den ersten Blick nicht leicht nachvollziehbaren Sachverhalt fasst Abbildung 8 zusammen; Abbildung 9 wiederum veranschaulicht ihn bildhaft. Luhmann hat durch Unterscheidung von Handlung und Kommunikation die meines Wissens erste regelrecht „kommunikative“ Kommunikationstheorie aufgestellt. Kommunizieren kommt aus dem Lateinischen *communicare* („gemeinsam machen, vereinigen“), und dies impliziert ein Miteinander, welches über die sonst übliche Verwendung von Kommunikation und Kommunizieren als Mitteilung oder Handlung hinausgeht. Handlungen, als individuumbezogene Operation gedacht, sind zwar notwendig, um Kommunikation entstehen zu lassen, sie stellen aber nur die eine Seite der Kommunikation dar. Soziale Systeme beruhen vielmehr auf Prozessen der aufeinander bezogenen Handlungen von mindestens zwei Kommunizierenden.

Was heißt aber hier „Kommunikation“? Luhmann definiert *Kommunikation* als die Einheit eines dreistelligen Selektionsprozesses (vgl. Abb. 8). Von einer Kommunikation kann erst gesprochen werden, wenn zwischen den Kommunikanten drei – zumeist unbewusst ablaufende – Selektionen stattgefunden haben. Der „Sender“ muss zunächst eine Information auswählen, das „Was“ der Mitteilung, und dann im nächsten Schritt eine Verhaltensweise, mit der er die gewählte Information als Mitteilung ausdrücken will, also das „Wie“ der Mitteilung. Auf der Seite des Empfängers, des „Adressats“, muss abschließend eine dritte, die Kommunikation als solche qualifizierende Selektion stattfinden. Der Adressat muss, um eine Kommunikation abschließend zu erzeugen, unterscheiden, ob das von ihm Beobachtete (Gesehene, Gehörte) bloß über ein Verhalten informiert oder ein Kommunikationsangebot – eine Mitteilung – beinhaltet. Erst wenn der Adressat beobachtet (unterschieden) hat, dass es sich um eine Mitteilung handelt, wenn er also zwischen Information und Mitteilung unterschieden hat, hat er „verstanden“, hat also das Beobachtete mit dem Sinn einer Mitteilung versehen. Hierbei spielt keine Rolle, ob der „Sender“ sich aus seiner Perspektive tatsächlich mitteilen wollte oder nur verhalten hat. Dieser Kommunikationsbegriff ist insofern für die Zwecke der klinischen Theorie besonders nützlich, als er die allseits bekannte Schwierigkeit korrekter Verständigung immanent berücksichtigt. Es ist der andere, der sieht, hört und versteht, was er sieht, hört und versteht, und so Kommunikation als solche qualifiziert oder nicht. Eine Fehlverständigung kann nicht ausgeschlossen werden. Zufälle, Unerwartetes, Irrtümer und Missverständnisse werden hiermit zum integralen Bestand von Kommunikation und sind nicht bloß als Störung aufzufassen.

Kommunikation kann nur selbstreferenziell sein. Alles, was Kommunikation ausmacht, kann nur in Kommunikation geschehen und an Kommunikation anschließen und niemals an die darin genannten Objekte. Wie schon in Abschnitt 2.1.4 vor einem anderen Hintergrund angesprochen, schließt das Wort „Tisch“ und das Reden darüber niemals einen konkreten Tisch in die Kommunikation mit ein. Kommunikation basiert auf Handlungen, und diese sind Ereignisse, die nur in der Zeitdimension stattfinden und daher keine Stofflichkeit haben. Gerade diese temporale (nicht räumliche) Eigenheit von Kommunikation macht sie zu einem Geschehen, welches, um fortbestehen zu können, immer von neuem reproduziert werden muss. Ein nur auf Ereignissen aufbauender Kommunikationsprozess zwischen füreinander undurchschaubaren Black Boxes, der darüber hinaus permanent der Erneuerung bedarf, kann nur ein sehr instabiles Geschehen sein, das für alle möglichen Unerwartbarkeiten anfällig ist. Ein „falsches“ Wort an „passender“ Stelle, und die Kommunikation geht ganz andere Wege als bisher. Dies macht Kommunikation zu einem äußerst riskanten Unternehmen.

Die Tatsache, dass dennoch andauernd kommuniziert wird, lässt sich unter Einbeziehung des bereits erläuterten Problems doppelter Kontingenz verstehen. Man ist auf andere angewiesen, und man kann den Umgang mit ihnen nicht einseitig steuern. Eine zweiseitige Steuerung ist noch schwieriger, zumal sie nur über eine andere Kommunikation – eine Metakommunikation mit all ihren immanenten Anfälligkeiten – vereinbart werden kann. Dass Kommunikation geschieht, ist daher nur verständlich, wenn „Vertrauen“ zugrunde gelegt wird. Erst eine emotional getönte Annahme guten Willens (Akzeptanz) beim anderen ermöglicht es, die Risiken einzugehen, die zur Überwindung des Problems doppelter Kontingenz notwendig sind. Vertrauen bildet die Basis von Kommunikation.

Unser menschliches Leben verläuft aber üblicherweise nicht im Dunkeln einer völligen Ungewissheit, sondern eingetaucht in den Fluss gesellschaftlichen Treibens. Kommunikation als Begegnung zweier füreinander grundsätzlich undurchschaubarer und unbestimmbarer Black Boxes liefert zwar ein einleuchtendes Modell für die Grundeinheit menschlicher Kommunikation, in der Praxis aber beziehen wir das Sicherheit vermittelnde Vertrauen aus der Kenntnis der geltenden sozialen Normen. Gingen wir zum Beispiel davon aus, dass jedes Anbieten der Hand als Begrüßungsritual die Gefahr birgt, dass wir infiziert oder beschmutzt würden, hätten wir längst andere Begrüßungsrituale entwickelt. Andererseits werden wir nie vollständig ausschließen können, dass uns Derartiges widerfahren wird. Den Boden für Vertrauen und Risikobereitschaft bereiten die gesellschaftlichen Normen. Sie resultieren aus der immer ritualisierter werdenden Wiederholung einmal erfolgter Kommunikationen und bilden mit der Zeit Erwartungen, die, auf Redundanz (informationslosem Inhalt) aufbauend, immer wieder in ähnlichen Situationen zur Geltung kommen. Sich wiederholende Handlungsweisen bzw. Handlungsmuster lassen *Erwartungsstrukturen* entstehen; sie bilden die Struktur kommunikativer Prozesse. Ebendarauf beruhen die Normen, Rituale und Selbstverständlichkeiten, die das Risiko von Kommunikation verringern, ohne es je gänzlich ausschließen zu können. Selbst im Rahmen hoch ritualisierter Abläufe wie zum Beispiel beim Weihnachtsessen in der Familie kann Unvorhergesehenes plötzlich auftreten und den Ablauf völlig verändern.

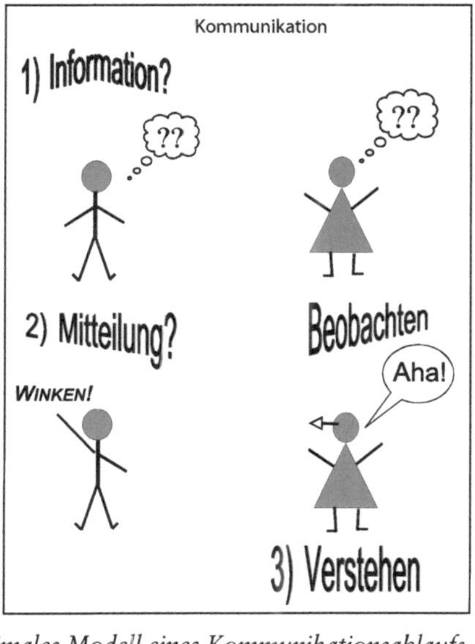

Abb. 9: Minimales Modell eines Kommunikationsablaufs (nach N. Luhmann)

Abbildung 9 zeigt, dass das „Winken" des Strichmännchens von seiner Interaktionspartnerin als willkommene Einladung zur Kommunikation aufgefasst wird, und zwar ganz egal, ob das Männchen es so gemeint hat oder sich mit der Hand bloß Luft zugefächert hat. Andererseits kann es aber dem Männchen passieren, dass sein gezieltes Winken als bloßes „Luftzufächern" verstanden wird. In diesem Fall bleibt sein Winken ohne kommunikative Folgen. Man stelle sich zum Beispiel einen vor einem Abgrund fotografierenden Ausländer vor, der von einem entfernt stehenden Passanten mit Gesten und Schreien auf die Gefahr aufmerksam gemacht wird. Im schlimmsten Fall würde der Fotograf sich sehr gefährden, wenn er das Schreien des anderen als freundliche Begrüßung auffasste und seine Stellung änderte, um die Begrüßung erwidern zu können.

Sinn. Einen wesentlichen Aspekt von Kommunikation stellt bei Luhmann der Sinnbegriff dar (vgl. Abb. 10). Sinn sei der einzige differenzlose Begriff. Alles hat Sinn, selbst Sinnloses hat ebendiesen Sinn. Unter Sinn versteht Luhmann eine bestimmte Strategie des selektiven Verhaltens unter Bedingungen hoher sozialer Komplexität. Man versetze sich beispielsweise in die Lage von jemand, der eine modische Bar betritt und vom undifferenzierten Rauschen vieler Unterhaltungen und anderer Verrichtungen erfasst wird. Plötzlich aber hört er eine Aussage, die von einer ihm bekannten Stimme stammt oder ihn inhaltlich interessiert. In dem Moment hat unser Bargast einen Sinn erzeugt, der sich vom Hintergrundsgeräusch unterscheidet. Er hat *order from noise* differenziert und so einen Sinn vor dem Hintergrund hoher sozialer Komplexität selektiert: Sinn reduziert Komplexität.

Für psychische und soziale Systeme stellt Sinn die basale Operation dar, die sie von anderen Systemarten unterscheidet. Sinn macht Komplexität für diese Systeme verfügbar. Sinn ist immer selbstreferenziell, er kann auf nichts anderes als auf Sinn verweisen. An Sinn gebundene Systeme, also psychische und soziale Systeme, können nicht sinnfrei erleben oder handeln. Daraus ergibt sich das eigentliche Grundaxiom menschlicher Kommunikation: „Man kann nicht nicht Sinn machen". Da aber Sinn immer nur in dem Moment vorkommt, in dem er geschaffen wird, kommt er nur temporalisiert vor und ist daher prinzipiell instabil. Jeder Sinn kann im nächsten Moment anders werden. Da

Sinn unstofflich und vergänglich ist, muss er, um verarbeitet werden zu können, anhand so genannter Sinndimensionen betrachtet werden. Diese sind die Sach-, Zeit- und Sozialdimension. Diese zwar wichtige und interessante Unterscheidung soll uns aber hier nicht weiter beschäftigen. Man sei auf die Originalliteratur Luhmanns verwiesen.

Sinn

- Sinn ist eine bestimmte Strategie des selektiven Verhaltens unter Bedingungen hoher sozialer Komplexität. Sinn *reduziert Komplexität* und schafft Einheit in der Fülle des Möglichen.
- Sinn macht Komplexität für psychische und soziale Systeme verfügbar. Sinn ist die *basale Operation* psychischer und sozialer Systeme.
- Sinn ist selbstreferentiell und verweist immer nur auf Sinn. An Sinn gebundene Systeme können nicht sinnfrei erleben oder handeln; für sie gibt es keine sinnfreien Gegenstände.
  –> *Man kann nicht nicht Sinn machen!*
- Sinn ist als temporalisierte Komplexität *prinzipiell instabil*. Jeder Sinn kann im nächsten Moment anders werden.
- Sinn lässt sich mittels folgender Sinndimensionen handhaben: Sach-, Zeit- und Sozialdimension.

Abb. 10: Sinn (nach N. Luhmann 1984)

2.2.3 Soziales System

Soziale Systeme bestehen nach Luhmann weder aus psychischen Systemen noch aus leibhaftigen Menschen. Menschen erfüllen aber die notwendigen Umweltbedingungen für die Bildung von sozialen Systemen. Soziale Systeme bestehen aus Kommunikationen. Soziale Systeme bilden sich autonom und auf der Basis eigener elementarer Operationen der Sinnstiftung und Sinnbewahrung. Luhmann fasst soziale Systeme als autopoietische Systeme auf, zumal sie ihre eigenen Bestandteile und Relationen und, in der Folge, auch ihre Grenze selbst erzeugen. Biologische Systeme produzieren und reproduzieren Moleküle, psychische und soziale Systeme hingegen Sinn – sei es als Bewusstsein oder als Kommunikation. Kommunikation selektiert diese Anschlüsse, indem sie das entscheidende Kriterium – Sinn – wahrt und so Sinnkontinuität erzeugt. Die Grenzen sozialer Systeme sind daher als Sinngrenzen zu verstehen, die es erlauben, Sinnhaftes, zum System gehörende Kommunikationen, von ebenfalls Sinnhaftem, aber zur Umwelt des Systems Gehörendem, zu unterscheiden.

Soziale Systeme

Definition: Systeme sind Gebilde aus Elementen, Relationen und Grenze.

Für soziale Systeme folgt, dass sie bestehen aus:
Elementen = Kommunikationen
Relationen = Anschlussbildungen
Grenze = Sinngrenze.

Soziale Systeme verarbeiten *Ereignisse* (temporalisierte Einheiten = Kommunikationen) zu Sinn.

Sinn ist die basale Operation sozialer (und psychischer) Systeme.

Sinn meint eine bestimmte Strategie des *selektiven Verhaltens* vor dem Hintergrund hoher Komplexität (*order from noise*).

„Soziale Systeme entstehen auf Grund der Geräusche, die psychische Systeme erzeugen bei ihren Versuchen zu kommunizieren" (Luhmann, 1984, S. 292).

Die Grenze sozialer Systeme ist eine *Sinngrenze*. Deren Funktion erlaubt es dem System, Kommunikationen als dazugehörig zu erkennen und dem Sozialsystem zuzuordnen.

Abb. 11: Soziale Systeme (nach N. Luhmann 1984)

Kommunikation beinhaltet gemäß Luhmann einen dreistelligen Selektionsprozess. Erst die dritte Selektion, das „Verstehen" des anderen, begründet Kommunikation. Kommunikation setzt weder eine bewusste Mitteilungsabsicht noch Sprache voraus. Es genügt, wenn eine Handlung als Mitteilung verstanden wird. Missverständnisse, etwa eine Handlung irrtümlicherweise für eine Mitteilung zu halten, gehören ebenso zur Kommunikation wie Unaufrichtigkeit. Darüber hinaus können Mitteilungen falsch kodiert oder auch zurückgewiesen werden. Sinn geht auf der pragmatischen Ebene in ein Thema über; die Themen von kommunikativen Abfolgen ordnen die Beiträge der Beteiligten einem Sinn zu (Abb. 11).

2.2.4 Interaktionssystem – Das Mitgliedkonzept

Die Definition des sozialen Systems nach Luhmann bereitet eine günstige Basis für die Auseinandersetzung mit makrosozialen Fragestellungen. Sie ist aber für die Zwecke der klinischen Theorie viel zu abstrakt. Die Einbeziehung etwa eines Personenbegriffs bringt uns hier nicht weiter. Mit dem Begriff Person bezeichnet Luhmann weder einen Menschen noch ein psychisches System, sondern vielmehr „Erwartungskollagen, die im System als Bezugspunkte für weitere Selektionen fungieren" (1984, S. 178). Personen werden bei der Beobachtung psychischer Systeme konstituiert, damit Verhaltenserwartungen geordnet werden können. Der Personenbegriff führt aber eine derartige Menge von Konnotationen aus unterschiedlichen Sichtweisen im Schlepptau, dass es weniger ratsam erscheint, ihn im systemischen Kontext weiterzuverwenden.

Für die Zwecke einer klinischen Theorie in systemischer Perspektive bietet sich an, die Frage der Komponenten von Interaktionssystemen noch einmal zu bedenken und dabei nach einem alternativen, für Therapeuten eingängigeren Konzept zu suchen. Dies leistet das *Mitgliedkonzept*.

Interaktionssysteme – Ein Modell für die klinische Theorie

Problem: Bestimmung der Elemente, Relationen und der Grenze

Lösungen:

Elemente	=	Mitglieder	(soziale Operatoren bzw. Funktionseinheiten)
Relationen	=	Anschlüsse	(durch Kommunikationen)
Grenze	=	Sinngrenze	(Sinnkontinuität in der Zeitdimension)

Minimalmodell eines Interaktionssystems

verkörpern — generieren — generieren

(MENSCHEN) ⇔ MITGLIEDER ⇔ KOMMUNIKATIONEN ⇔ SINNGRENZE

modulieren — qualifizieren — qualifizieren

Abb. 12: Das Mitgliedkonzept

Ein Mitglied ist ein durch Kommunikation erzeugter sozialer Operator. Mitglieder stellen die Elemente von Interaktionssystemen dar. Mitglied ist zu keiner Zeit gleich Mensch. Menschen stellen die notwendigen Strukturen (Denken, Gedächtnis, Sprache, Emotionen usw.) bereit, aus denen sich das Mitglied bedient, um existieren und operieren zu können. Der Mensch verkörpert also die Mitglieder. Der Mensch als Einheit ist komplexer strukturiert als alle Mitglieder, die er verkörpert. Menschen sind üblicherweise an unterschiedlichen sozialen Systemen mehr oder weniger gleichzeitig beteiligt. Im Hinblick auf seine übergeordnete Identität ergibt es Sinn, ein und denselben Menschen, ob als Fahrgast eines Busses, als Freund eines Freundes, als Vater seines Kindes oder als Therapeut als die gleiche Entität zu betrachten, nicht jedoch, wenn es um die beteiligten Operationen geht. Operational gesehen, verkörpert ein Mensch verschiedene Mitglieder unter Verwendung verschiedener Strukturen. Hier erscheint es sinnvoller, jeden Teilnehmer an einem Interaktionssystem als eine dort im Verlauf von Kommunikation entstandene Einheit anzusehen. Die Menschen stellen die dazu notwendigen Bedingungen bereit.

Mitglieder erzeugen (generieren) Handlungen, die dann, wenn sie von anderen als Mitteilung verstanden werden, zu Kommunikationen werden. Daran können dann andere anschließen und so Sinn (Grenze) und Verlauf eines Kommunikationsprozesses begründen. Zwischen den Mitgliedern, Kommunikationen und der Sinngrenze gibt es eine zirkuläre Anordnung von Produktions- und Qualifikationsprozessen. Im Minimalmodell eines Interaktionssystems, wie in Abbildung 12 dargestellt, stellen die Menschen die notwendigen Bedingungen zur Entstehung des Mitglieds, das sie dann „verkörpern“. Die Operationen im Verlauf eines kommunikativen Prozesses wirken dann in irgendeinem Ausmaß auf den Menschen zurück und „modulieren“ seine Strukturen. Inwieweit dies geschieht, hängt von der Bedeutung und Tragweite der jeweiligen Kommunikation für die Teilnehmer ab. Traumatische Ereignisse haben, wie die Neurobiologie uns immer deutlicher lehrt, eine derart intensive Rückwirkung auf das Opfer, dass sie sogar zu bleibenden morphologischen Veränderungen im Gehirn führen können. Die meisten Interaktionen, die wir im Alltag durchleben, ob beim Busfahren, Einkaufen oder Fragen nach der Uhrzeit, dürften hingegen kaum bleibende Auswirkungen auf unsere inneren Strukturen haben.

Mitglieder operieren immer und nur in der Gegenwart. Dennoch lässt sich die Geschichte der vollzogenen Operationen anhand registrierter Beobachtungen rekonstruieren. Diese „Geschichten“ werden dann zu den biografischen Daten, aus denen Lebensnarrative erstellt werden. Jeder Mensch verkörpert im Verlauf seines Lebens unzählige Mitgliedschaften. Deshalb können unsere Identitätsnarrative nur eine mehr oder weniger beliebige Auswahl beinhalten, die auch noch veränderlich ist. Auf die Frage nämlich: Wer bist du?, gibt es so viele Antworten, wie es Kontexte gibt, die der Frage Bedeutung verleihen. Fragt mich mein kleines Kind danach, stehe ich im ganz anderen Kontext, als wenn mich mein künftiger Arbeitsgeber fragt. Die Antworten werden sich dementsprechend unterscheiden. Dass aber manche autobiografischen Narrative sehr folgenreich sein können, lehren uns die Setzungen (Narrative), mit denen unsere Klienten in Therapie kommen. Diese werden als äußerst kausal erlebt und zudem als fähig vorgebracht, starken Widerstand gegen Veränderung aufzubringen. Einmal entstandene Setzungen und Muster sind deshalb so stabil, weil sie in der Komplexität temporärer, auf Reproduktion angewiesener Sinnbereiche Orientierung bieten. Sie können aber ebenso hilfreich wie hinderlich oder neutral sein.

Mitglieder knüpfen mit ihren Handlungen an die Handlungen anderer Mitglieder an. Mitglieder gibt es nur im Bezug auf andere Mitglieder, denn sie bringen sich in Kommunikation gegenseitig hervor. Dauerhafte Interaktionssysteme zwischen den gleichen Menschen – etwa Lebensgemeinschaften – beinhalten eine Bündelung unterschiedlicher Mitgliedschaften und Themen. Die übergeordnete Verbindung der Menschen, die diese Mitglieder verkörpern, konstituiert eine Beziehung. Unter *Beziehung* verstehe ich ein synthetisches soziales Muster, das aus der Fülle tatsächlicher operationaler Verbindungen zwischen Menschen resultiert. Beziehungen setzen sich aus Mitgliedschaften zusammen. Im Familienleben zum Beispiel kommt es zu einer großen Zahl gleichzeitig wirksamer Interaktionssysteme mit jeweils unterscheidbaren Mitgliedern als ihren Komponenten. Wenn ich mit meiner Tochter über ihr bevorstehendes Examen telefoniere, bin ich ein anderes Mitglied, als wenn sie mir im selben Telefonat berichtet, dass sie eine neue Wohnung beziehen wird. In operationaler Betrachtung verkörpere ich hierbei keineswegs vergleichbare Einheiten, und zwar weder in kognitiver, emotionaler oder kommunikativer Hinsicht. Ein Suprabeobachter, der über die allzu menschliche Neigung zur Personenkonstanz erhaben wäre, würde dabei kaum Ähnlichkeit in den Prozessen und Strukturen ausmachen können.

Als Vorbereitung auf die klinische Theorie möchte ich hier ein weiteres Konzept einbeziehen und etwas anders als üblich bestimmen: die *Rolle.* Während Menschen in Analogie zum Computer gewissermaßen die Hardware bereitstellen und die Mitglieder die einzelnen Rechenvorgänge beinhalten, verstehe ich die Rolle als Programm zur Ausführung bestimmter Mitgliedschaften in bestimmten sozialen Systemen. „Die Hausfrau“ beinhaltet eine Rolle, jene Hausfrau, die gerade mit der Verkäuferin über Preise verhandelt, ist ein Mitglied dieses Interaktionssystems, und die Frau, die dieses Mitglied verkörpert, ist eben der dazu notwendige Mensch. Diese Unterscheidung bringt für die Erarbeitung einer systemischen klinischen Theorie eine Reihe konzeptioneller Vorteile mit sich, die ich im Folgenden zusammenfasse:

- Einklang mit der sozialen Systemtheorie und Bewahrung vor Verdinglichung: Mitglieder sind eingrenzbare, wandelbare soziale Operatoren; sie entstehen und vergehen zusammen mit dem sozialen System; sie können operational beschrieben, jedoch nicht isoliert werden; also gehören sie zum sozialen Phänomenbereich.
- Die Differenz Mensch/Mitglied orientiert die Konzeptbildung: Die Veränderung sozialer Systeme betrifft die Mitgliedschaft und nicht die Menschen; die Auflösung sozialer Systeme muss nicht Beziehungen beenden. Therapie zielt auf die *Auflösung der Mitgliedschaft* im Problemsystem; das erfordert keine genaue Kenntnis der beteiligten Menschen und Systeme.
- Die Differenz Mitglied/Rolle orientiert die Praxis: Klinische Methoden können auf die Therapeutenrolle gestützt werden, wobei:
  Therapeut als Mensch ≠ Therapeut als Rolle ≠ Therapeut als Mitglied.

3. Entwurf eines „Menschenbilds“ – Das systemische Prinzip

Systemisches Denken erlaubt es, den Menschen sowohl analytisch als auch ganzheitlich zu betrachten. Je nach Ziel und Interesse der Untersuchung kann man die unterschiedlichen an seiner Struktur beteiligten Systeme differenziert betrachten oder ihn, auf einer höheren Ebene der Betrachtung, als Ganzheit erfassen. Man kann den Menschen im Sinne Maturanas als zusammengesetzte oder als einfache Einheit betrachten. Von den vier Typen von Systemen, die Luhmann auf der Ebene der basalen Operation unterscheidet (vgl. 2.2.1), sind am Menschen biologische, psychische und soziale Systeme beteiligt.

Biologisch gesehen, setzt sich der Mensch als *Individuum* (biologische, individierbare Einheit) aus einer Reihe strukturell und operational unterscheidbarer Systeme zusammen: Nervensystem, Immunsysteme, endokrine Systeme usw. Alle diese Systeme verantworten allesamt die Kontinuität des lebenden Prozesses, und sie stellen zugleich die „Umweltbedingungen“ für die Produktion und Reproduktion psychischer und sozialer Phänomene bereit. Das *psychische System* verarbeitet Veränderungen in der Arbeitsweise des Nervensystems zu sinnhaften Erfahrungen und synthetisiert sie je nach einbezogener Operationalität zu Erlebnissen und Bewusstseinszuständen, die Handlungen auslösen können. Als *soziales Wesen* ist der Mensch Mitglied vielfältiger sozialer Systeme. Als solches produziert und reproduziert er unzählige Kommunikationen, die je nach Operationalität unterscheidbare soziale Systeme hervorbringen und aufrechterhalten oder sie vergehen lassen. Ein komplexitätserhaltendes Verständnis der menschlichen Komplexität muss daher das intersystemische Zusammenspiel zwischen der Komplexität biologischer Veränderungen und der Komplexität psychischer Erfahrungen und sozial-sprachlicher Aktivitäten berücksichtigen. Die Reduktion des Menschen auf einen dieser Aspekte würde unnötigerweise in einem Biologismus, Psychologismus oder Soziologismus münden.

Die Betrachtung des Menschen als Ganzheit erlaubt wiederum die Erarbeitung eines systemisch konzipierten „Menschenbilds“. In ein solches Bild gehen sowohl die Biologie des „Herdentieres“ Mensch als auch seine auf Kommunikation angewiesene Psyche als auch seine konstitutive Sprachlichkeit und Sozialität ein. Alle diese drei Systemtypen sind existenziell auf Gemeinschaft angewiesen, denn sie setzen die Existenz anderer der gleichen Spezies voraus, damit die Konsensualität hergestellt werden kann, aus der die genannten Merkmale menschlichen Seins erwachsen: *Der Mensch kommt mindestens zu zweit vor.* So gesehen, war Adam vor Evas Entstehung ein Teil mehr einer undifferenzierten Natur. Erst die Zwei- oder Mehrheit trägt zur Entwicklung einer Gemeinschaft bei, in der die überdauernden Bedingungen für erfolgreiches Konsensualisieren – Sprache, Normen, Sitten usw. – kulturell gepflegt und tradiert werden können.

Zur Herleitung einer anthropologischen Bestimmung des „Systemischen“, die über die bloße Kennzeichnung von Besonderheiten der Praxis hinausgeht, bietet sich an, an das Denken jüdisch-christlicher Humanisten des 20. Jahrhunderts wie Gabriel Marcel und Martin Buber anzuknüpfen und ihre Gedanken systemtheoretisch zu interpretieren. Der Humanismus des vorigen Jahrhunderts entfaltete sich unter anderem als Reaktion auf die romantischen Vorstellungen des ausgehenden 19. Jahrhunderts und auf die mechanistischen und teilweise menschenverachtenden Auffassungen aus der ersten Hälfte des 20. Jahrhunderts. Die humanistischen Denker stellten die Bedeutung der individuellen Integrität des Menschen wieder her und machten seine existenzielle Angewiesenheit auf andere Menschen zum Mittelpunkt ihrer Überlegungen. Diese Denkweise fand Eingang vor allem in den Human- und Sozialwissenschaften. In der Psychologie sprach man von einer „dritten Kraft“ neben Psychoanalyse und Behaviorismus; in der Psychotherapie wurde sie zur theoretischen Begründung neuer Ansätze wie unter anderem der klientenzentrierten Gesprächspsychotherapie, der Gestalttherapie und der ersten Familientherapien.

Für die Erarbeitung eines systemischen Menschenbilds schlage ich vor, wie folgt zu argumentieren (vgl. Abb. 13): Menschen sind autopoietisch organisierte, polysystemische Lebewesen, die aufgrund ihrer Komplexität für alle praktischen Zwecke von außen und innen undurchschaubar und unbestimmbar sind. Eine Fremdbeobachtung

Das systemische Prinzip

Als autopoietisch organisierte Lebewesen sind Menschen komplexe, undurchschaubare und unbestimmbare Wesen.

Als „Herdentiere" sind sie andauernd bemüht, ihre biologische Individualität durch Konsensualisierung zu überwinden.

Konsensualisierung geschieht in affektiver und sprachlicher Abstimmung, d. h. im „Konversieren" (strukturelle Kopplung) mit anderen.

Dafür benötigen sie existenziell andere, denen Gleichartigkeit zugeschrieben wird –> Notwendigkeit des DU.

ICH kann nur ICH werden und sein im Hinblick auf ein DU.

Erst im WIR *(soziales System)* kann Menschsein entstehen.

WIR hebt zugleich die biologisch-individuelle und die sozial-kommunikative Identität des Menschen in sich auf
–> *das systemische Prinzip.*

Abb. 13: Das systemische Prinzip

könnte den Menschen nur dann vollständig erfassen, wenn die Strukturen von Beobachter und Beobachtetem deckungsgleich geworden wären. Dies würde aber bedeuten, dass ihre Grenzen ineinander gegangen wären. Da dies allenfalls im Reich der poetischen Fantasie möglich ist, bedarf es hier keiner weiteren Erläuterung. Eine vollständige Erfassung des Menschen aus wiederum der eigenen, inneren Perspektive ist ebenfalls undenkbar. Beobachten heißt unterscheiden, und eine Unterscheidung zwischen Selbst (Beobachter) und Selbst (Beobachtetem) schafft zwei Entitäten, die sich schon daher einer deckungsgleichen Überlappung grundsätzlich entziehen. Man bleibt sich und dem anderen aus konstitutiven Gründen fremd. Selbst intensive Konsensualisierungen wie manche Momente der Beziehung zwischen Mutter und Säugling, die den Anschein perfekter Übereinstimmung erwecken, existieren allein in der vereinfachenden Wahrnehmung und Deutung des Beobachters. Denn Muter und Säugling bleiben bei aller Vernetzung (Konsensualisierung) eigenständige Lebewesen, die sehen, was sie sehen, hören, was sie hören, und verstehen, was sie verstehen.

Andererseits und wie bereits mehrfach in diesem Band angesprochen, ist es uns Menschen eigen, dass wir permanent bemüht sind, die uns biologisch auferlegten Grenzen zu überschreiten und Gemeinsamkeit herzustellen. Ohne Gemeinschaft könnten wir als Säugling nicht überleben bzw. als Kinder nicht lernen, was wir benötigen, um als

Mensch unter Menschen existieren zu können (Sozialisation). Selbst Eremiten sind unter Menschen aufgewachsen und haben erst dann den Weg in die Einsamkeit gewählt.

Menschliche Konsensualisierung geschieht, wie in Abschnitt 2.1.1 gesehen, mittels der strukturell gekoppelten Verflechtung emotionaler und linguierender Prozesse im Verlauf des Konversierens. Dies kann aber nur geschehen, wenn es andere gibt, die als gleichartig erlebt werden. Konsensualisierung als Grundlage menschlichen Miteinanders erfordert also unausweichlich die Existenz anderer. Das „Du" stellt somit eine existenzielle Notwendigkeit dar. Ohne ein „Du", von dem sich „Ich" unterscheiden (erkennen) kann, kann es kein „Ich" geben. „Ich" bedarf eines anderen „Ich", das dann zur Unterscheidung „Du" heißt, um als „Ich" überhaupt existieren zu können.

„Ich" und „Du" bilden zusammen ein „Wir", also ein *soziales System*. Da beide füreinander existenziell notwendig sind, lässt sich hiermit die weiter oben aufgestellte Behauptung begründen, dass Menschen erst mindestens zu zweit vorkommen müssen. Das Individuum ist zwar Bedingung der Möglichkeit für die Entstehung einer Ich-Du-Grundmatrix, es ist aber allein und ohne Anbindung an andere nicht denkbar. Das „Wir", das soziale System, bildet also die unerlässliche Bedingung dafür, dass Menschheit existieren kann. Daraus folgt, dass im sozialen System das dialektische Wechselspiel von biologischer Individualität *und* sozialer Identität in einer Synthese aufgehoben ist. Ohne Individuen (Elemente) kein „Wir" (System), ohne Wir keine Individuen.

Das systemische Prinzip. Das Wir – sprich: das soziale System – ist also Ausgangspunkt, Bedingung und Verwirklichung von menschlicher Seins- und Lebensweise. Darin erkenne ich ein zentrales Prinzip systemischen Denkens: das *systemische Prinzip*. Das Systemische am systemischen Denken erweist sich also am rekursiven Verständnis dessen, dass alles Menschliche sowohl aus der Gemeinschaft hervorgeht als auch diese Gemeinschaft ermöglicht. Alles Beobachten (Unterscheiden-in-Sprache) setzt Erkennende voraus, die durch ihr aufeinander bezogenes Handeln und Kommunizieren die Instrumente und Erwartungsstrukturen schaffen, die das Beobachten ermöglichen. Dabei werden die Unterscheidungen getroffen, aus denen die Einheiten der menschlichen Welt entstehen. Dazu gehören sowohl das Beobachtete als auch der Beobachter. Der Beobachter stellt als Beschreibung das Ergebnis einer Selbstreflexion bzw. eines Beobachtens höherer Ordnung dar; er antwortet auf die Frage nach dem Erkennenden. Der Beobachter als isolierte, allein existierende Figur ist somit nicht denkbar. Die ontologische Behauptung also, dass am Anfang ein Beobachter war, müsste eigentlich heißen: Am Anfang *waren Beobachter, die sich beim Beobachten selbst hervorbrachten.*

Ein systemisches, anthropologisch untermauertes Verständnis des Menschen bietet einen weit gesteckten Rahmen, der über jede Praxeologie hinaus geeignet ist, den Diskurs über den Menschen interdisziplinär zu betreiben. Die traditionelle Gegenüberstellung von Individuum und sozialem System wird vor diesem Hintergrund entschärft, sie verliert ihre unnötige Polarisierung. Durch einseitige Betonung eines der Glieder der Ich-Du-Matrix wird ihre Einheit vernachlässigt und dabei im Sinne Luhmanns gewissermaßen ein „blinder Fleck“ in Kauf genommen, eine Prozedur, die allenfalls zu analytischen Zwecken zulässig sei. In der systemischen Therapie war durch Entschärfung der Polarisierung von Individuum und Kollektiv der Weg für die Erarbeitung praktischer Konzepte geebnet, die, vom Setting unabhängig, die therapeutische Auseinandersetzung mit allen für den Menschen relevanten Systemen, ob als Individuum, Paar, Familie oder Gruppe, ermöglicht. Vor diesem Hintergrund konnte eine klinische Theorie formuliert werden, die insofern genuin systemisch ist, als sie mit Blick auf die Differenz von Element und System keinen dieser beiden Aspekte auf Kosten des anderen über Gebühr betont oder vernachlässigt (für eine ausführlichere und erweiternde Behandlung dieser Thematik, vgl. Ludewig 2009).

Ethische Folgerungen. Die im systemischen Prinzip formulierte Einheit der Differenz von Ich und Du als Grundmatrix menschlicher Existenz legt das Aufeinander-Angewiesen-Sein der Menschen fest. Wenn Ich auf Du angewiesen ist, um Ich sein zu können, muss Ich seinem Gegenüber, dem Du, Gleichartigkeit zuschreiben – keineswegs aber Gleichheit. Erkennbare Identitäten können nur im Vergleich mit Einheiten der gleichen Klasse entstehen. Wenn Menschen darüber hinaus in struktureller Hinsicht immer individuell und verschieden sind, obwohl sie in organisatorischer Hinsicht gleichartig sein müssen, ist bei Menschen bei aller Zugehörigkeit zur gleichen Spezies mit einer unzähligen Vielfalt an individueller Eigenart zu rechnen. Diese Vielfalt ist konstitutiv und steht daher nicht zur Disposition; sie begründet die ethische Forderung: *Achte die Vielfalt individueller Welten.* Die Tatsache wiederum, dass Menschen, um sein zu können, anderer gleichartiger Menschen existenziell bedürfen, begründet eine zweite ethische Folgerung, die lautet *Achte den anderen als ebenbürtig.*

Die am Menschen beteiligten Systeme finden in einer gemeinsamen Struktur zusammen, in der sie in einem Verhältnis von struktureller Kopplung zueinander wirken. Die Betrachtung des Menschen als polysystemische Einheit, als *biopsychosoziale Einheit*, hat für die theoretische Begründung der systemischen Therapie wesentliche Folgen (vgl. Teil II). Im Unterschied zu rein psychologisierenden Ansätzen ist die moderne Psychotherapie herausgefordert, ihr theoretisches und klinisches Wissen wesentlich zu erweitern. Dazu gehört die Einbeziehung aktueller Erkenntnisse über die Arbeitsweise der organischen Systeme und ihre biochemischen Voraussetzungen sowie über etwaige darauf zurückgehende „Störungen". Vermutlich wird sich unser Feld in absehbarer Zeit ohnehin veranlasst sehen, den eigenen Gegenstand genauer einzugrenzen. Wir werden unsere Aktivitäten präziser auf das einzustellen haben, was wir tatsächlich leisten können, nämlich Menschen zu helfen, mit dem, was sie in biologischer, psychischer und sozialer Hinsicht sind und sein können, besser zu leben.

4. Systemisches Denken und Psychotherapie – Zur Geschichte ihrer Kopplung

Das letzte Kapitel über systemische Grundlagen bietet Antworten auf die Fragen, wie und warum es in der Psychotherapie zur Übernahme systemischen Denkens kam. Zuerst ist festzuhalten, dass Psychotherapie wie jedes Anwendungsfach seit jeher ihre Begründungen in Grundlagenwissenschaften gefunden hat. Nicht anders erging es zu Anfang der systemischen Therapie. An die Grenzen analytischen und realistischen Denkens des 20. Jahrhunderts gestoßen, begaben sich unzufriedene Psychotherapeuten auf die Suche nach überzeugenden Alternativen. Neben zahlreichen praktischen Konzepten fanden sie auch Antworten zur Erneuerung der Theorie. Auf diesen Wegen gelang es allmählich, einen psychotherapeutischen Ansatz zu entwickeln, der in empirischer und philosophischer Hinsicht an den wissenschaftlichen Diskurs im ausgehenden 20. Jahrhundert anknüpfte. Interessanterweise waren es Naturwissenschaftler wie Maturana, Varela, von Foerster und andere, die es mit ihren Gedanken nahe legten, psychotherapeutische Prozesse als soziale Phänomene aufzufassen. Mithilfe von Naturwissenschaftlern war es nun möglich, sich von einer zu engen Anlehnung an die Naturwissenschaften des mechanistischen Zeitalters abzulösen.

Das systemwissenschaftliche Paradigma bot hierzu ein passendes Programm. Bei einer wachsenden Zahl der psychotherapeutisch Tätigen war es ohnehin zu einer drastischen Abwendung von individuumzentrierten Sichtweisen gekommen, denn sie waren zumeist zu mechanistisch und einengend gedacht. Von Modellen humanistischer Prägung inspiriert, erweiterten einige dieser „Abweichler“ das Blickfeld auf die Komplexität sozialer Kontexte und begründeten in der Mitte der 1950er-Jahre die Familientherapie. Daran sollte die systemische Therapie einige Jahrzehnte später anknüpfen. Die neurowissenschaftliche Forschung bot dann den Familientherapeuten neue Möglichkeiten an, neben ihrer bereits etablierten interaktionellen Perspektive die bislang vernachlässigte biologische Individualität der Beteiligten sowie die Subjektivität ihrer Weltbilder in die Konzepte zu integrieren. Zwei

Jahrzehnte systemischer Therapie haben seitdem gezeigt, dass die Übernahme systemischer Sicht- und Denkweisen der klinischen Theorie nicht nur eine gegenstandsangemessene Basis gegeben, sondern auch dazu beigetragen hat, die Praxis zu erleichtern und zu beleben. Selbst der Psychologe Nüse (1995), ein vehementer Kritiker radikalkonstruktivistischer Ideen, konzediert dieser Position bezüglich therapeutischer Fragen eine gewisse Berechtigung, zumal konkrete Therapien es mit „nicht-scheiterfähigen Konstruktionen“ und weitgehend irrationalen „Lebensproblemen“ zu tun haben. Daher dürfte hier eine konstruktivistische Auslegung dem Gegenstand angemessener sein als eine kritisch rationale Prüfung.

Die Betonung des Beobachters – hier speziell: des „Klinikers“ bzw. klinischen Beobachters – erbrachte neben theoretischen und praktischen Erleichterungen den entscheidenden Gewinn, gegen die Versuchungen zu schützen, die aus wie auch immer begründeten Objektivismen für die Probleme der klinischen Theorie und Praxis resultieren. Von einer kaum erschütterten, realistischen Attitüde geleitet, geht demgegenüber der *Mainstream* der Kliniker nach wie vor davon aus, dass sie sich bei Einhaltung der wissenschaftlichen Spielregeln nach und nach ontologisch begründeten Wahrheiten annähern werden. Daraus beziehen sie ihre Berechtigung, klinische Beobachtungen zu objektivieren und, darauf bezogen, ihr Handeln kausal auszurichten. Gerade aber in praktischen Arbeitsfeldern neigen solcherart entstandene Gewissheiten leicht dazu, zu selbstverständlichen Sachverhalten generalisiert zu werden, die dann einen „zwingenden“ Charakter entfalten und Gehorsam fordern. Der alltäglich unter Handlungsdruck stehende und dabei oftmals gründlich verunsicherte Praktiker ist für alles dankbar, was ihm das Treffen von wichtigen Entscheidungen erleichtert und ihn von persönlicher Verantwortung entlastet. Das Ergebnis liegt auf der Hand und kann überall in psychiatrischen Kliniken festgestellt werden: Leidende Menschen werden unter Rückgriff auf einmal etablierte und selten revidierte Expertenrealitäten auf entwürdigende Weise klassifiziert und behandelt.

Die Familientherapien der 1960er- und 1970er-Jahre hatten der eigentlich banalen Erkenntnis Rechnung getragen, dass Menschen sozial eingebundene Wesen sind, deren Lebenslage weder allein durch Rückgriff auf intrapsychische Dynamiken noch auf Input-Output-Verhältnisse zu erklären ist. Die später vollzogene Wende zu einer zuerst ökosystemisch und dann systemisch genannten Therapie erlaubte es darüber hinaus, das psychotherapeutische Geschehen als soziales Phänomen und die Probleme, die Anlass zu einer Therapie geben, als komplexe, sich wandelnde kommunikative Ereignisse aufzufassen. Die psychischen und interaktionellen Phänomene konnten als das betrachtet werden, was sie eigentlich sind: flüchtige Ereignisse in der Zeitdimension. Das beinhaltet jedoch nicht, dass man die Bedeutung stofflicher und organischer Phänomene als notwendige Bedingung für die Entstehung psychosozialer Phänomene verkennt. Im Gegenteil: Systemisches Denken steckt einen Denkrahmen ab, der es erlaubt, Phänomene einzeln oder vernetzt zu betrachten, ohne sie miteinander zu vermengen. Je nach Kriterien des Beobachtens fokussiert man beim Menschen entweder das interessierende System selbst (zum Beispiel das Nervensystem oder das Bewusstseinssystem) oder seine Interaktionen mit anderen Systemen (zum Beispiel zwischen Nervensystem und Immunsystem oder zwischen psychischem und Interaktionssystem). Im letzteren Fall kann man von einer *intersystemischen Betrachtung* sprechen. Wesentlich hierzu ist jedoch, dass die Unterscheidung von Systemarten und die Zuordnung von Phänomen zum entsprechenden Phänomenbereich eine klare „logische Buchführung" einhält und so auch einen wirksamen Schutz gegen logische Vermengungen und übermäßigen Reduktionismus gewährleistet. Dank der Übernahme des systemischen Denkens war es möglich, sich von der Zwangsjacke objektivistischer Imperative zu befreien und so auch vom Zwang, mit anzweifelbaren Kategorien zur Klassifikation von psychischer Beeinträchtigung umgehen zu müssen. An ihre Stelle traten Konzepte, die menschliche Probleme als Ergebnis subjektiver und kommunikativer Sinnfindungen unter Bedingungen emotionaler Belastung auffassen.

4.1 Geschichte

Abbildung 14 skizziert die zeitliche Abfolge bei der historischen Entwicklung der systemischen Therapie. Ihre Vorläuferin, die Familientherapie, entstand um die Mitte des 20. Jahrhunderts, vermutlich durch die allgemeine Aufbruchsstimmung begünstigt, die vor allem in den USA als Reaktion auf die Folgen des Zweiten Weltkrieges aufgekom-

Geschichte der systemischen Therapie			
Zeit	**Phasen**	**Therapietheorie**	**Metatheorie**
• **1950**	Entstehung der Familientherapie	pragmatische Familienarbeit *(u. a. Bateson, Jackson, Lidz, Wynne)*	allgemeine Systemtheorie *(von Bertalanffy)* Theorie offener Systeme
• **1960**	Konsolidierung der Familientherapien	a) prozessbezogen *(MRI, Watzlawick, Weakland et al.)* b) strukturell-strategisch *(Haley, Minuchin)* c) Wachstum *(Satir)* und Psychoanalyse, VT, Gestalt ...	Ad-hoc-Theorien aus: Kybernetik 1. Ordnung, Strukturalismus
1976	systemische Familientherapie	Mailand I: *Selvini Palazzoli et al.*	kybernetische Epistemologie *(Bateson)* zirkuläre Kausalität
1981	Entstehung der systemischen Therapie	„fit" *(Dell)* Ästhetik *(Keeney)* Kooperieren *(de Shazer)*	Autopoiese, „Linguieren" und biologische Erkenntnistheorie *(Maturana)* Kybernetik 2. Ordnung *(von Foerster)* radikaler Konstruktivismus *(von Glasersfeld)*
1984–1987	Entwicklung der systemischen Therapie	lösungsorientierte Kurztherapie *(de Shazer)* Problemsystem, Sprache *(Goolishian)* Reflecting Team *(Andersen)* Fragen/Interventionen *(de Shazer)* Neugier *(Mailand II: Boscolo, Cecchin)* Externalisieren, Neuverfassen *(White)*	biologische Autonomie *(Maturana)* Nichtkausalität, Nichttrivialität, Verantwortungsethik *(von Foerster)* Kommunikation, Dialog, Rhetorik, Theorie sozialer Systeme *(Luhmann)* Sprachphilosophie *(Wittgenstein u. a.)* Narrationstheorie *(Geertz u. a.)* sozialer Konstruktionismus *(Gergen u. a.)*
ab 1990	Konsolidierung in Deutschland	klinische Theorie *(Ludewig)* neuartige Forschung *(Schiepek)* Ausdifferenzierung von Schulen Anstreben allgemeiner Anerkennung (wissenschaftlich und kassenärztlich) Zusammenarbeit der Verbände EFTA-Kongress in Berlin mit 3500 Teilnehmern aus 41 Ländern (2004)	Neurowissenschaften Synergetik *(Haken)* Chaostheorie Theorie nichtlinearer dynamischer Systeme Emotionstheorie *(Ciompi)*

Abb. 14: Zur Geschichte der systemischen Therapie

men war. Zum einen hatte man eine weitaus größere Menge an Patienten als bis dahin zu versorgen, nämlich die vielfach traumatisierten aus Europa und Asien zurückgekehrten Soldaten. Zum Zweiten befand man sich in den USA in einer Epoche enormen wirtschaftlichen Wachstums, und es gab genügend finanzielle Mittel, um eine breiter angelegte psychotherapeutische Versorgung zu gewährleisten. Die damals ausschließlich geltende psychoanalytische Psychotherapie war ungeeignet, den gestiegenen Bedarf zu decken. Nebenher gab es in der Psychologie eine Renaissance des Humanismus, die zur Entwicklung weiterer Therapieformen führte. Ansonsten gewannen bereits existierende alternativeTherapiekonzepte wie das Psychodrama nach Jakob Moreno und die Gestalttherapie nach Fritz Perls an Bedeutung. Dies alles hatte eine beträchtliche Diversifizierung des therapeutischen Angebots zur Folge.

Um 1950 begannen zumeist psychoanalytisch orientierte Psychiater damit, die Familienangehörigen ihrer Patienten mit in die Therapie einzubeziehen. Vor allem den jüngeren Patienten mit schizophrener Symptomatik und den jugendlichen Delinquenten hatte die damalige Psychotherapie wenig zu bieten. Sie galten schlechthin als behandlungsunfähig. Bei Jugendlichen, die zum ersten Mal psychotisch dekompensiert waren, stellte man zudem fest, dass sie nach Remission ihrer Symptomatik und Rückkehr in die Familie nicht selten erneut dekompensierten; diesmal waren sie noch unzugänglicher für die Behandlungen der Zeit. Es lag nahe, herauszufinden zu versuchen, was in der Zwischenzeit passiert war und zum Rückfall geführt hatte. An verschiedenen Stellen der USA fingen psychiatrische Teams zur gleichen Zeit, aber ohne voneinander zu wissen, an, die Familien zu untersuchen und in die Therapie einzubeziehen. Lyman Wynne, Theodor Lidz, Don Jackson, Harry Goolishian gehörten zu den ersten Pionieren dieses neuen Ansatzes – eine ausführliche Beschreibung dieser Gründerphase gibt Lynn Hoffman (1981, dt. 1987). Die ersten Ansätze der Familientherapie waren in der Hauptsache pragmatisch ausgerichtet. In den entsprechenden Schriften bediente man sich unter anderem der Vorgaben aus der Allgemeinen Systemtheorie nach dem österreichischen Biologen Ludwig von Bertalanffy, die aufgestellten Theorien waren jedoch Ad-hoc-Theorien mit geringer Reichweite.

Erst die Arbeitsgruppe um den britischen Anthropologen und Epistemologen am *Mental Research Institut* in Palo Alto, Gregory Bateson, der unter anderen Don Jackson, Jay Haley und John Weakland angehörten, veröffentlichte 1956 eine anspruchsvolle Hypothese, die folgenreiche Doppelbindungs-Hypothese. Sie war der erste genuin kommunikationstheoretische Erklärungsversuch zur Schizophrenie. Bei der Untersuchung von Familien mit schizophrenen Jugendlichen war man auf spezifische Muster der Kommunikation gestoßen, die das schizophrene Verhalten als einzig mögliche Reaktion auf eine unerträglich paradoxe Situation erscheinen ließ. Doppelt gebunden war man dann, wenn man widersprüchlichen Aufforderungen zu folgen hatte, ohne das Feld verlassen zu können. „Verrücktes" Handeln wurde als logische Reaktion auf eine „verrückte" Aufforderung verstanden. Diese erstmals epistemologisch begründete *Double-Bind*-Hypothese gab gewissermaßen den Startschuss zur Erarbeitung einer darauf bezogenen Praxis, die noch lange danach die Familientherapie beflügeln sollte. Bereits im Jahr 1969 wurde in Deutschland unter der Herausgabe des deutschen Psychiaters R. Degkwitz ein erster Sammelband mit Schriften zur Familientherapie der Schizophrenien publiziert.

In den 1960er-Jahren beginnt die Familientherapie, sich als neuer und regelrechter Ansatz der Psychotherapie zu konsolidieren. Im Wesentlichen behaupteten sich zwei Stränge: ein prozessbezogener Ansatz aus der Gruppe um Paul Watzlawick, die in Palo Alto das Team um Gregory Bateson abgelöst hatte, und ein strategisch-strukturalistischer Ansatz, der insbesondere von dem Kommunikationstheoretiker Jay Haley und dem in den USA ansässigen argentinischen Psychiater Salvador Minuchin entwickelt wurde. Der prozessbezogene Ansatz betrachtet menschliche Probleme als „unglückliche" Lösung logischer Paradoxien und ihre Therapie als Wiederherstellung einer erfolgreichen Kommunikation. Dieser Ansatz, der von Watzlawick und Mitarbeitern in Texten wie *Menschliche Kommunikation* (1967, dt. 1969) und *Lösungen* (1969, dt. 1974) präsentiert wurde, übt bis heute einen wichtigen Einfluss auf die moderne systemische Therapie aus. Der strategisch-strukturalistische Ansatz stieß vor allem in den USA auf große Akzeptanz und bekam dort einen bis heute anhaltenden hohen Stellenwert. Psychische Probleme werden als Folge familialer Kommunikationsmuster gesehen, die den strukturellen Notwendigkeiten einer gesunden – nordamerikanischen – Familie widersprechen. Diese Störungen hörten erst auf, wenn die Familienstruktur wieder normalisiert würde, das heißt, wenn unter anderem die hierarchischen Verhältnisse und der Verlauf der Generationengrenze auf eine unterstellte Norm zurückgebracht worden wären.

Neben diesen beiden Hauptrichtungen der Familientherapie der 1970er-Jahre gab es vereinzelt Entwicklungen, die vom Charisma ihrer Begründer abhingen und in aller Regel mit ihnen zusammen vergingen, so zum Beispiel die Schulen um Murray Bowen, Ivan Boszormenyi-Nagy, Virginia Satir, Carl Whitaker, Nathan Ackerman und andere. Helm Stierlin, der Gelegenheit hatte, die Entwicklung der Familientherapie von Anfang an zu fördern und zu begleiten, beschreibt diese Pioniere aus persönlichen Begegnungen in seinem 1994 erschienenen Buch *Ich und die anderen.* Neben den eigentlichen Familientherapien integrierten die meisten anderen psychotherapeutischen Schulen familientherapeutische Elemente in ihr Instrumentarium.

Mitte der 1970er-Jahre formulierte eine Mailänder Arbeitsgruppe um die Ärztin und Psychoanalytikerin Mara Selvini Palazzoli einen neuartigen Ansatz, die systemische Familientherapie. Mara Selvini hatte sich in der Praxis von der Arbeit Watzlawicks und Minuchins und in der Theorie von der kybernetischen Epistemologie Batesons inspirieren lassen und nach eigenen Angaben beschlossen, den Arztkittel der Psychoanalytikerin für alle Zeiten wegzuhängen. Diese systemisch begründete, neuartige Praxis versprach, schwerwiegende Störungen wie Schizophrenie und Magersucht in wenigen Familiensitzungen zu heilen. Dafür bediente sie sich spezieller Interventionen, die sich auf die Paradoxien in der Kommunikation betreffender Familien als Gegenparadoxie auswirken sollten. Dieser in Italien in der Mitte der 1970er-Jahre entstandene und 1978 in Deutschland und anderen Ländern bekannt gewordene Ansatz fand starken Anklang und löste eine nachhaltige Wende in der Familientherapie aus. Persönlich hatte ich das Glück, als Mitarbeiter der Abteilung für Kinder- und Jugendpsychiatrie des Universitäts-Krankenhauses Hamburg-Eppendorf eine der ersten Arbeitsgruppen für „systemische Familientherapie“ nach Mailänder Muster mitbegründen zu dürfen. Etwa zur gleichen Zeit hatte die Arbeitsgruppe um Helm Stierlin an der Heidelberger Universität begonnen, diesen Ansatz zu erlernen und auszuprobieren.

Die Bedeutung des Mailänder Konzepts sollte jedoch von relativ kurzer Dauer sein. Im Jahr 1981 hielt der nordamerikanische Psychologe Paul Dell einen Vortrag auf dem legendären Kongress für Familientherapie des Instituts für Ehe und Familie in Zürich, der das konzeptionelle Gebäude der Familientherapie buchstäblich bis auf die Fundamente erschütterte. Wenige Monate später erschienen im 1982er-Jahrgang der *Family Process*, der ältesten und bekanntesten Zeitschrift für Familientherapie, einige Aufsätze, die eine regelrechte Revolution auslösen sollten. In Anlehnung an die Gedanken Maturanas lud Paul Dell zur Überwindung der Homöostase als Paradigma für das Verstehen familialer Organisation ein; zudem sollte *fit* (Passen) zum anleitenden Konzept eines therapeutischen Handelns mit autonomen Menschen erhoben werden. Bradford Keeney schlug vor, Therapie als ästhetisch geleitete Ko-Konstruktion von Wirklichkeit zu verstehen und dabei auf Abstand zu Konzepten pragmatischer Einflussnahme zu gehen. Steve de Shazer ersetzte wiederum das asymmetrische Konzept des Intervenierens durch ein auf die Zusammenarbeit zwischen Therapeut und Klienten eingestelltes Konzept des Kooperierens. Im Nachhinein hörte man, dass dieser Jahrgang der *Family Process* vom sich gerade konsolidierenden Establishment der Familientherapie derart negativ aufgenommen wurde, dass viele Bezieher ihr Abonnement kündigten oder mit Kündigung drohten. Mit Ausnahme von Steve de Shazer, der ein eigenes Institut in Milwaukee leitete und gewissermaßen dagegen gewappnet war, hielten die anderen beiden „Revoluzzer", Dell und Keeney, dem Gegenangriff nicht stand. So schnell, wie sie bekannt geworden waren, so schnell waren sie auch wieder in den Hintergrund verschwunden.

Die 1980er-Jahre waren dann die Gründer- und goldenen Jahre der nun eigentlichen systemischen Therapie. Schritt um Schritt waren die meisten Elemente, die der systemischen Therapie ihre theoretische Grundlage bieten und ihre Praxis anleiten, innerhalb eines Jahrzehnts erarbeitet worden, darunter:

- Lösungsorientiertheit als Leitmodell für kurzzeitige Therapien, konstruktive Fragetechniken und Standardinterventionen – im *Brief Family Therapy Center* um Steve de Shazer in Milwaukee, Wisconsin.
- Das problemdeterminierte System als neuartige Konzeptualisierung menschlicher Probleme – im *Institut für Familientherapie* um Harry Goolishian in Galveston, Texas.
- Das Reflecting-Team des norwegischen Sozialpsychiaters Tom Andersen als eine auf Transparenz ausgerichtete methodische Vorgabe, die Kooperation anstelle von Intervention fördert.

- Neugier als Haltung des respektvollen Interesses an den Ressourcen von Klienten bei respektloser Missachtung des Problems – eine Weiterentwicklung des Mailänder Konzepts durch Gianfranco Cecchin.
- Externalisieren und Neuverfassen der eigenen Biografie als methodische Haltung, um den erlebten Druck von Problemen und die Zwangsläufigkeit biografischer Erfahrungen zu mildern – im *Dulwich Centre* um Michael White in Adelaide, Australien.

Diese Ansätze stützen sich je nach Vorliebe auf theoretische Vorgaben der Autopoiese-Theorie, Kommunikationstheorie, Sprachphilosophie, Narrations- und Dialogtheorie und des so genannten sozialen Konstruktionismus. Im deutschsprachigen Raum übte die Theorie sozialer Systeme nach Luhmann einen starken Einfluss auf die theoretische Fundierung der systemischen Therapie aus. Zu Anfang der 1990er-Jahre war das theoretische Gebäude weitgehend errichtet, und es war mir möglich, im Jahr 1992 eine erste Monografie zu den *Grundlagen klinischer Theorie und Praxis* zu veröffentlichen. Arist von Schlippe und Jochen Schweitzer brachten 1996 ein erstes deutschsprachiges *Lehrbuch der systemischen Therapie und Beratung* auf den Markt.

Die letzte bedeutsame Wende in dieser Entwicklungsreihe imponiert als „emotionale Wende“. Die systemische Therapie hatte sich in ihrer Anfangsphase ausgesprochen kognitivistisch gebärdet und Hinweise auf Emotionalität und Innerlichkeit weitgehend ignoriert. Zum einen galt es, die Exzesse der 1970er-Jahre in Sachen Innerlichkeit und Selbsterfahrung zu überwinden, zum anderen die systemische Gedankenwelt möglichst unverfremdet in die Therapie umzusetzen, und dies war zunächst ein ausschließlich rationaler Vorgang. Trotzdem – oder gerade deshalb? – erwiesen sich die 1980er-Jahre als die goldenen Jahre der neueren systemischen Therapie. Die Grundelemente dieses Ansatzes wurden rational erarbeitet und praktisch geprüft. Die Ergebnisse waren verblüffend. Es gelang im Rahmen weniger Sitzungen, beträchtliche Probleme und Störungen zu lindern oder zu beseitigen. Gegen Ende der 1990er-Jahre aber, als die wichtigsten Bausteine der klinischen Theorie (Theorie der Praxis) bereits vorlagen, regte sich im Feld allmählich vernehmbarer Widerspruch gegen das Auslassen der Emotionen. An dieser Kritik waren vor allem Arbeitsgruppen beteiligt, die früher strukturalistische und/oder psychoanalytische Familientherapie vertreten hatten. Der Kölner Sozialwissenschaftler und systemische Therapeut Tom Levold bemängelte 1997, dass die bisherige Konzeptualisierung des Problemsystems nur die halbe Wahrheit enthalte, nämlich die der Problemerzählung, nicht jedoch die des Problemerlebens. Die Schweizer Familientherapeutin und Vorreiterin der systemischen Therapie im deutschsprachigen Raum, Rosmarie Welter-Enderlin, forderte 1996, Therapie als emotional gerahmte Begegnung aufzufassen. Etwa zur gleichen Zeit wurde zum Beispiel von R. Welter-Enderlin in Zusammenarbeit mit dem Soziologen Bruno Hildenbrand (1996) und vom Göttinger Psychoanalytiker und Sozialpsychologen Michael Buchholz (1993) gefordert, jene autobiografischen und mehrgenerationalen Aspekte, die in der Familientherapie lange Tradition gehabt hatten, in der systemischen Therapie aber kaum eine Rolle gespielt hatten, wieder zu integrieren.

In den 1990er-Jahren kam es auch aus anderen Richtungen zu einer Neubewertung der Bedeutung von Emotionen. Der zunehmend fündiger gewordenen Hirnforschung war es mithilfe ihrer verbesserten bildgebenden Verfahren gelungen, einen wichtigen Beitrag zur Bedeutung emotionaler Zustände zu liefern. An der differenziellen Zunahme der Aktivität bestimmter Kerne in älteren Kortexanteilen (limbisches System), die bekanntermaßen mit Emotionalität zusammenhängen, wird deutlich, wie die emotionalen Zustände den Kognitionen und Verhaltensweisen Richtung und Bedeutung geben. Durch Einbeziehung chaostheoretischer Gesichtspunkte erweiterte der Schweizer Pionier der Sozialpsychiatrie, Schizophrenieforscher und Systemtheoretiker, Luc Ciompi, seine 1982 aufgestellte *Affektlogik* zu einer übergreifenden Theorie der Emotionen als unbewusster Steuerung des Denkens (1997). Die Renaissance des wissenschaftlichen Interesses an der Bedeutung von Emotionen als sich dem bewussten Willen entziehenden Steuerungsinstanzen hat sich für die Psychotherapieforschung als fruchtbar erwiesen. Das komplexe Zusammenspiel von rationalen Überlegungen, Kognitionen, Verhaltensweisen und emotionalen Regungen liegt nachvollziehbarerweise an der Basis eines jeden menschlichen Miteinanders. Rationales und Emotionales beinhalten schlechthin untrennbare Aspekte menschlicher Selbstorganisation. Das wechselwirkende Zusammenspiel somatischer, psychischer und sozialer Faktoren ist von höchster Wichtigkeit für die Konzeptualisierung menschlicher Probleme und Störungen und ihrer Therapie. Ohne dass ich hier auf die Details dieses Forschungsgebiets eingehen will, sei unter anderem verwiesen auf die Texte des Niederländers Jaak Panksepp, des Bremer Hirnforschers und Philosophen Gerhard Roth und des nordamerikanischen Psychologen Louis Cozolino.

Die bis dahin vernachlässigten emotionalen Aspekte einer therapeutischen Begegnung wurden nach und nach integriert. Dazu kamen Ergebnisse aus der Säuglingsforschung und der Bindungstheorie, die zusammen mit den erwähnten Beiträgen aus der Hirnforschung und der chaostheoretischen Auslegung ebenfalls in das Konzept integriert wurden. Seitdem befindet sich das Feld im Prozess der Konsolidierung. In Deutschland trägt Günter Schiepek in Anlehnung an die Synergetik des Stuttgarter Physikers Hermann Haken zur Entwicklung einer neuartigen Forschungsstrategie bei. 1999 veröffentlicht Günter Schiepek im Auftrag der deutschen Verbände Familien- und systemische Therapie eine erste Zusammenfassung des Forschungsstands. 2004 fand mit 3500 Teilnehmern ein großer Kongress der *European Family Therapy Association (EFTA)* in Berlin statt.

4.2 Differenzierungen

Nicht anders als alle anderen Schulen der Psychotherapie haben auch die systemischen Therapeuten schon früh begonnen, sich zu differenzieren. Diese Entwicklung ist nicht zuletzt als wohl „natürliche" Folge systemischen Denkens zu verstehen, zumal diese Denkweise auf absolute Wahrheiten verzichtet und daher keine normative „Linientreue" fordern oder erwarten kann. Zu den wichtigsten Strömungen der systemischen Therapie zählen unter anderem interventive Ansätze in der Tradition des Mailänder Ansatzes (Boscolo, Cecchin), kurzzeittherapeutische, lösungsorientierte Ansätze in der Tradition des genialen Hypnotherapeuten Milton Erickson (de Shazer), kooperationsbezogene Ansätze wie das Reflecting-Team (Andersen), sprachlich betonte Ansätze in Anlehnung an eine nordamerikanische Version des Konstruktivismus, des so genannten Sozialkonstruktionismus nach Kenneth J. Gergen und John Shotter (Goolishian, Anderson u. a.), narrative Ansätze in Anlehnung an anthropologische und linguistische Vorgaben (White), biografische und begegnungsorientierte Ansätze

(Welter-Enderlin und Hildenbrand) und verschiedene integrative Ansätze (unter anderem bei Ludwig Reiter und den Konzepten dieses Buches, vgl. Teil II). Eine recht persönliche und anschauliche Darstellung dieser Entwicklungen stellte Lynn Hoffman 2000 zusammen. Bei allem Unterschied im Detail weisen diese Differenzierungen genügend Gemeinsames auf, um als systemisch erkannt zu werden. Sie teilen den metatheoretischen Hintergrund konstruktivistischer (einschließlich „sozialkonstruktionistischer" und anderer nicht-realistischer) Positionen, und sie berufen sich theoretisch in der Hauptsache auf das interdisziplinäre Programm der Systemwissenschaften, sprich, auf die Theorien der Selbstorganisation sowie auf die System- und Kommunikationstheorien (Abb. 15).

Ausdifferenzierungen systemischer Therapie

- interventionsbezogener Ansatz der Mailänder Schule (Selvini Palazzoli) und Weiterentwicklungen (Boscolo, Cecchin)
- kooperationsbezogene Ansätze wie das Reflektierende Team (Andersen)
- sprachbetonte Ansätze in Anlehnung an den so genannten sozialen Konstruktionismus (Goolishian u. a.)
- kurzzeittherapeutische, lösungsorientierte Ansätze (de Shazer)
- narrative Ansätze (White)
- biografische Ansätze (Welter-Enderlin, Buchholz)
- integrative Ansätze
- usw.

Abb. 15: Ausdifferenzierungen systemischer Therapie

Eine weitere Differenzierung der letzten Jahre bezieht sich auf den Gegenstand der Therapie. So findet man im deutschsprachigen Raum zunehmend spezialisiertere Texte zu einzelnen Fragen, die sich unter anderem auf folgende Themen beziehen: Familienmedizin und Gesundheitsversorgung (Kröger et al., Simon), Psychosomatik (Bökmann), Psychiatrie (Greve u. Keller, Schweitzer u. Schumacher), Ehe- und Familientherapie (Wirsching u. Scheib), Elternverhalten (Omer u. von Schlippe), kindliche Unruhe (Hüther u. Bonney), Kinder- und Jugendpsychiatrie (Bonney, Rotthaus), Psychose (Simon, Retzer, Seikkula), Sexualtherapie (Clement), Sucht (Klein), Strukturaufstellungen (Ludewig u. Wilken, Sparrer u. Varga von Kibéd, Weber) und aufsuchende Familientherapie (Conen).

Teil II: Klinische Theorie

5. Grundlagen

Der zweite Teil dieses Bandes führt in die theoretischen Grundlagen der systemischen Therapiepraxis, also in die klinische Theorie dieses psychotherapeutischen Ansatzes ein. „Klinisch“ kennzeichnet hier nicht „stationäre“ Arbeit im Unterschied zur „ambulanten“, sondern jede Tätigkeit, die zum Ziel hat, menschliches Leiden zu lindern oder zu beseitigen. Als solche muss sie nicht auf Therapie eingeschränkt werden; Therapie erweist sich, wie Abschnitt 8 erläutert, als nur eine unter den möglichen Formen klinischer Versorgung. In einem ersten Schritt werden die Elemente definiert, die im Allgemeinen eine Theorie charakterisieren, nämlich Gegenstand und Methodologie. Zur Bestimmung des Gegenstands werden die Anlässe herangezogen, die klinische Praxis überhaupt in Gang setzen. Daran anknüpfend, wird das Dilemma ausgearbeitet, das eine therapeutische Praxis charakterisiert und Ausgangspunkt einer jeden Theorie über diese Praxis sein sollte – das „Therapeutendilemma“. Im Anschluss wird auf die verschiedenen Merkmale der Praxis eingegangen, und es werden systemisch begründete eigenständige Konzepte vorgestellt. Sie betreffen das Verständnis von Problem, Diagnostik, Ziel, therapeutischer Beziehung und Intervention. Eine Eingrenzung der Aufgaben des Therapeuten, die Aufstellung angemessener Kriterien zur Durchführung und Bewertung der Praxis sowie die Vorstellung von Leitsätzen als Orientierungshilfe für den Praktiker runden diesen Abschnitt ab. Auf das technische Instrumentarium der systemischen Therapie wird hier nur in groben Zügen eingegangen. Teil II endet dann mit Überlegungen und Differenzierungen zu Fragen der klinischen Versorgung.

5.1 *Elemente*

Eine Theorie der Praxis benötigt zusätzlich zu einer klaren Definition ihres Gegenstands die Eingrenzung einer darauf bezogenen Methodologie. Als Gegenstand einer Theorie der Praxis können solche Sachverhalte betrachtet werden, die Anlass für die Ingangsetzung ebendieser Praxis geben. In der Psychotherapie handelt es sich um jene menschlichen Zustände, die als Problem erlebt werden und zum Aufsuchen und zur Durchführung einer Psychotherapie führen. In der traditionellen Psychotherapie in Anlehnung an medizinisches Denken werden psychische Krankheits- und Störungskonzepte als ihr Gegenstand betrachtet. Diese Ordnungskategorien haben mittlerweile fast ontologischen Charakter und werden quasi verdinglicht verwendet: „Man *hat* eine Krankheit“, „Man leidet *unter* einer Störung“. Systemische Therapie geht einen anderen Weg. Statt eine klassifizierende Ordnung aufzustellen, die statische Diagnosen – „Behälter für Eigenschaften“ im Sinne Gergens (1990) – hervorbringt, schlage ich vor, eine prozessbezogene Perspektive einzunehmen. Den Gegenstand klinischer Theorie fasse ich als einen sequenziellen Prozess auf, der sich aus verschiedenen nacheinander auftretenden und einander ablösenden Interaktionssystemen und den sie konstituierenden Kommunikationen zusammensetzt. Jedes dieser Systeme verarbeitet ein eigenes, unterscheidbares Thema.

Gegenstand klinischer Theorie

- Menschen können unter Umständen dauerhafte *Lebensprobleme* erleiden.
- Lebensprobleme können zum Thema eines interaktionellen *Problemsystems* und von da an reproduziert werden.

Thema: Problem

- Menschen, die Mitglieder stabilisierter Problemsysteme „verkörpern“, können Hilfe suchen und so eine andere Kommunikation beginnen
  –> *Hilfe suchendes System*.

Thema: Anliegen der Hilfesuche

- Treffen diese Menschen auf einen professionellen Helfer, der für ihre Art von Problem zuständig ist, kann sich ein *unspezifisches Hilfssystem* bilden.

Thema: Zuordnung Hilfe Suchende/geeignete Helfer

- Je nach Anliegen können *spezifische Hilfssysteme* entstehen (Anleitung, Begleitung, Beratung oder Therapie).

Thema: Spezifischer Auftrag des Hilfssystems

Abb. 16: Gegenstand klinischer Theorie

Abbildung 16 illustriert diese Sequenz von Systemen. Sie geht von einem Problem aus und endet, wenn alles gut geht, mit der Auflösung eines inzwischen entstandenen Hilfssystems. Im einzelnen: Menschen erzeugen in ihrem Leben eine Unzahl unterscheidbarer Kommunikationen, von denen manche ein Problem zum Thema haben. Dies kommt dann vor, wenn auf die Beurteilung irgendeines Sachverhalts als veränderungsbedürftig kommunikativ angeschlossen wird. Solche Probleme werden klinisch relevant, wenn sie bei Menschen ein Verhalten, eine Erlebens- oder Seinsweise oder eine Interaktion problematisieren, das heißt für veränderungsbedürftig halten. Die zugrunde liegende Beurteilung kann von dem oder den Betroffenen selbst oder von anderen aus deren Umkreis stammen. Bei Problemen, die im Erleben eines Individuums leidenalarmierte Sorge auslösen, sprechen wir von einem *Lebensproblem.* Gelangt ein Lebensproblem zur Kommunikation, und wird es in der Folge zum Thema eines Kommunikationsprozesses, sprechen wir von einem *Problemsystem.*

Die Menschen, welche die Mitglieder des Problemsystems verkörpern und die notwendigen Kommunikationen tragen, können im Rahmen einer anderen Kommunikation feststellen, dass sie zwar gewillt sind, das entsprechende Problem aufzugeben, es aber aus eigener Kraft nicht schaffen. In diesem Fall haben sie eine neue Kommunikation eröffnet bzw. ein neues Interaktionssystem erzeugt, welches mit dem Thema „Anliegen der Hilfesuche“ funktioniert. Das dabei entstehende neue Interaktionssystem nennen wir ein *Hilfe suchendes System.* Beide Systeme, das Problemsystem und das Hilfe suchende System, können weiterhin voneinander unabhängig funktionieren, sie können aber auch über ihre strukturelle Kopplung zu Veränderungen bei beiden Systemen beitragen. Diese Veränderungen können das Problemsystem erweitern und auf diese Weise zu seiner Auflösung beitragen. Allein die Entscheidung, Hilfe zu suchen, kann die Enge der Problemkommunikation erweitern und das Problem überflüssig machen. Es ist keine seltene Erfahrung in Einrichtungen mit Warteliste, dass angemeldete Klienten zum vereinbarten Termin nicht erscheinen. Fragt man nach, erfährt man häufig, dass das Problem mittlerweile von selbst vergangen sei. Die strukturelle Kopplung beider Systeme kann aber auch die Dynamik des Hilfe suchenden Systems ungünstig beeinflussen und so indirekt das Problem verstärken. Dies kommt zum Beispiel dann vor, wenn die Hilfestellung entweder zu „stark“ ist und verunsichert oder „zu schwach“ und ineffektiv. Es kann dann zu einer Verstärkung der problemerhaltenden Kreisläufe kommen.

Bekanntlich vergehen in der Regel viele Jahre, bis psychisch leidende Menschen sich entscheiden, professionelle Hilfe zu suchen. Findet man schließlich doch zu einem Professionellen, geht es dann bei dieser Begegnung um die Klärung, worum es bei einer Hilfestellung gehen soll und mit welchen Ressourcen bei den Hilfe Suchenden gerechnet werden kann. Die Klärung dieser Fragen erfolgt in einer Kommunikation mit dem Thema „Zuordnung der Hilfe Suchenden zu geeigneten Helfern“, und sie entspricht einer Leistung der Platzierung bzw. des Clearings, wie man sie aus der Organisationspsychologie kennt. Es wird versucht, die Ressourcen der Hilfe Suchenden mit dazu passenden professionellen Ressourcen (Erfahrung, Spezialisierung) von eventuellen Helfern zu verbinden. Das dabei entstehende Interaktionssystem bildet ein *unspezifisches Hilfssystem.*

Das nächste und meistens letzte Interaktionssystem dieser Reihe ist ein *spezifisches Hilfssystem.* Dieses richtet sich nach Art des Problems und der dazu passenden Hilfestellung und kann als Anleitung, Beratung, Begleitung oder Therapie durchgeführt werden (vgl. 8.1). Das Thema dieses Systems ist der spezifische Auftrag der Hilfestellung. Im Fall von Therapie werden im Verlauf der Kommunikationen dieses Systems die konkreten Hilfen zur Bewältigung des Problems verhandelt und gegebenenfalls auch eingesetzt. Manchmal reicht allerdings eine öffnende Kommunikation, die das Problem umdeutet und verflüssigt. Beim optimalen Verlauf löst sich dieses System am Ende des therapeutischen Prozesses auf, und die Menschen, die seine Mitglieder verkörpert hatten, kehren wieder zu ihrem Alltag zurück, nun aber von der Last, das Problem weiterhin reproduzieren zu müssen, befreit.

5.2 Das „Therapeutendilemma“

Psychotherapeuten sind in ihrer beruflichen Tätigkeit mit dem Auftrag konfrontiert, ihre Klienten wirksam zu verändern. Nicht nur systemisches Denken, sondern auch die alltägliche Erfahrung von Psychotherapeuten lehren uns, dass Menschen durch Eingriffe von außen nicht beliebig zu verändern sind, und dies gilt gleichermaßen für psychische und soziale Systeme. Psychotherapeuten sind angesichts des Auftrags, wirksam zu verändern, mit einer Paradoxie konfrontiert: Sie werden für etwas ausgebildet und entlohnt, was so nicht geht. Psychotherapeuten, die sich ernst nehmen, nehmen bei ihrem praktischen Handeln ihren Ausgang explizit oder implizit von dem paradoxen Auftrag, der lautet: „Handle wirksam, ohne je im Voraus zu wissen, wie und was dein Handeln auslösen wird.“ Man könnte behaupten, dass ein Großteil der psychotherapeutischen Methoden und Techniken den Versuch beinhalten, dieses Dilemma zu bewältigen oder zu umgehen. Die Praktiker kennen aus eigener Erfahrung solche Dilemmata und sind daher bemüht, sie ernst zu nehmen, um sie besser bewältigen zu können. Die Forscher der Psychotherapie und in ihrem Gefolge die gesellschaftlichen Hüter (Politiker, Krankenkassen) verlangen aber Kausalität und betrachten solche Dilemmata bestenfalls als zu beseitigende Störfaktoren. Es verwundert also nicht, dass die viel beklagte Kluft zwischen Forschung und Praxis unpassierbar bleibt. Wie dem auch sei, es gilt hier, einen gangbaren Ausweg aus diesem Dilemma zu finden. Hierzu bediene ich mich der Gedankenfolge in Abbildung 17.

Das „Therapeutendilemma“

„Handele wirksam, ohne im Voraus zu wissen,
wie und was dein Handeln auslösen wird!“

Das Dilemma erwächst in systemischer Perspektive aus:
- Undurchschaubarkeit nichttrivialer Systeme
- Nichtinstruierbarkeit autopoietischer Systeme
- Selbstreferenzialität von Kommunikation.

Das hat zur Folge
- Unmöglichkeit exakten Diagnostizierens
- Unbestimmtheit von Interventionen
- Unvorhersagbarkeit kommunikativer Vorgänge.

Das bedeutet für die klinische Theorie:
- Akzeptanz subjektiver Problemdefinitionen
- Verzicht auf gezielt-kausale Interventionen
- Vertrauen auf förderliche Dialoge.

Lösungen:
Systemische Konzepte zielen nicht auf kausale Veränderung, sondern auf die Herstellung sozialer (Rand-)Bedingungen, die für die Selbstveränderung der Hilfe Suchenden nach eigenen Wünschen und Möglichkeiten günstig sind durch:

- Orientierung am ausgehandelten Auftrag (Ziel) –> *Nutzen*
- Einsatz „passender“ Interventionen –> *Schönheit*
- Verwirklichung einer respektvollen Haltung –> *Respekt.*

Abb. 17: Das „Therapeutendilemma“

Die systemische Therapie nimmt die Herausforderung dieses Dilemmas an und macht es zum Ausgangspunkt aller theoretischen Überlegungen zur Praxis. Das Dilemma erwächst aus dem Umstand, dass psychische und soziale Systeme als operational geschlossene Systeme prinzipiell undurchschaubar, nichtinstruierbar und selbstreferenziell sind. Als autopoietisch organisierte Systeme sind menschliche Systeme – in einem Begriff nach Heinz von Foerster – *nichttriviale Systeme*. Triviale Systeme sind aufgrund ihrer überschaubaren Zusammensetzung und Arbeitsweise relativ vorhersagbar: Betätigt man einen Schalter, geht das Licht an, sofern dieses triviale Input-Output-System wie vorgesehen funktioniert. Nichttriviale Systeme verändern hingegen ihre innere Struktur nach jeder Operation, so dass bei komplexen Systemen eine Vorhersage der nächsten Reaktion aufgrund der großen Zahl von Möglichkeiten nahezu ausgeschlossen ist. Die Reaktionen hängen von dem jeweiligen Zustand der inneren Struktur ab, und diese ist in aller Regel weder direkt beobachtbar noch mit Sicherheit erschließbar. Darüber hinaus muss beachtet werden, dass soziale Systeme, die auf der Basis von Kommunikation operieren, selbstreferenziell sind, und dies bedeutet, dass ihre Operationen nur an Operationen des eigenen Systems anschließen können.

Die Folge heißt, auf exaktes Diagnostizieren, kausales Intervenieren und präzises Vorhersagen verzichten zu müssen. Im Hinblick auf die Theorie der Praxis muss auf „objektive" Indikationsstellungen verzichtet werden. Deshalb bietet sich an, an ihre Stelle die subjektive Problemdefinition derjenigen zu setzen, die das Problem erkannt haben, darunter leiden und um Hilfe suchen, der Hilfe Suchenden also. Hat man wiederum kausales Intervenieren bei autonomen Menschen ausgeschlossen, erscheint es sinnvoll, in der klinischen Theorie an die Stelle von kausaler Veränderung das Konzept der „passenden" Intervention zu setzen. „Passend" meint hier eine ästhetisch geleitete Auswahl aus den möglichen Interventionsformen, die sich nach der vorliegenden Situation und der Struktur der Empfänger richtet. Schließlich empfiehlt es sich, an die Stelle von gezielten, vorstrukturierten Kommunikationsstrategien Vertrauen zu setzen, nämlich darauf, dass es Formen des Dialogs gibt, die förderlich und heilsam sein können. Bedingungen zu schaffen, dass dies alles in die Praxis umgesetzt wird, ist das Hauptanliegen klinischer Theorie.

Eine mögliche Antwort auf das „Therapeutendilemma" erweist sich darin, von der ohnehin nicht erfüllbaren Verpflichtung zur Kausalität abzurücken und systemische Therapie als Herstellung eines für die Selbstveränderung der Klienten günstigen Kontexts zu betrachten. Im Hinblick auf die Akzeptanz subjektiver Problemdefinitionen bietet sich an, das therapeutische Handeln am gemeinsam mit den Klienten ausgehandelten Auftrag der Hilfestellung auszurichten. Die Wahl „passender" Interventionen kann nur eine persönlich zu verantwortende Leistung des Helfers sein, der bemüht ist, sich dabei von ästhetischen Motiven leiten zu lassen. Schließlich ist es im Hinblick auf die Herstellung eines therapeutischen Kontextes und auf die Förderung eines Vertrauensklimas angebracht, den Klienten gegenüber eine respektvolle Haltung einzunehmen und zu verwirklichen. Diese drei „Antworten" richten sich nach systemisch abgeleiteten Kriterien, die der Praxis als Leitmotive dienen: Nutzen, Schönheit und Respekt (vgl. 7.1).

5.3 Problem – Anliegen – Auftrag – Vertrag

Systemische Therapie behandelt keine Krankheiten im Sinne der somatischen Medizin. Sie zielt vielmehr darauf, jene Prozesse zu beenden oder durch Alternativen zu ersetzen, die in psychischen oder Interaktionssystemen Probleme darstellen und mit Leid einhergehen. Die *Probleme*, die Anlass zu einer Psychotherapie geben, werden hier als sich reproduzierende Prozesse der Sinnfindung und Sinnbewahrung verstanden. Sie nun enger gefasst zu definieren wird mit Rücksicht auf eine korrekte logische Buchhaltung unterlassen. Denn Probleme inhaltlich zu definieren kann leicht zu einem Rückfall in Denkkategorien aus den Domänen der Physik und Medizin verleiten. Ganz unbeabsichtigt würde man sich leicht mitten in einem Diskurs über Zwangsläufigkeiten, Kausalitäten, Linearitäten und andere Konzepte aus der physikalischen Welt wieder finden. Davor warnte mich Steve de Shazer emphatisch, als ich anfing, das Konzept des Problemsystems auszustatten. Hält man sich aber an die Vorgaben systemischen Denkens und betrachtet man psychische und soziale Phänomene als temporalisierte, selbstreferenzielle Phänomene, kann es keine andere Zwangsläufigkeit oder Kausalität geben als jene, die Menschen kognitiv oder kommunikativ als Invarianten erzeugen, um sich und ihren sozialen Umwelten verlässlichen Sinn zu verleihen.

Um die mit dieser Frage verbundenen tückischen konzeptionellen Klippen zu umgehen, ging man zunächst auf Abstand von der in der früheren Familientherapie üblichen Erkundung des präsentierten Problems. Aus seiner lösungsorientierten Perspektive machte Steve de Shazer bereits 1988 (dt. 1989) darauf aufmerksam, dass ein so genannter *problem-talk* überflüssig sei, zumal die Lösung eines Problems in keinem direkten Zusammenhang mit der Struktur des Problems zu stehen braucht. Die Empfehlung etwa, anstelle der weiteren Reproduktion eines Problems ein alternatives Verhalten zu probieren, setzt keine Kenntnis des Problems voraus und kann als einzige therapeutische Intervention durchaus ausreichend sein. Die systemische Therapie wandte sich – zumindest in der Theorie – vom präsentierten Problem und seiner Erkundung radikal ab. Man war vielmehr am *Anliegen*, das heißt an den Wünschen und der Vorwegnahme des Zustands nach Überwindung des Problems interessiert. Mittlerweile geht man wieder flexibler damit um. Je nach Komplexität der vorgebrachten Anliegen versucht man zuerst, den Hilfe Suchenden bei der Formulierung eines für die Therapie brauchbaren Anliegens behilflich zu sein. Erweist sich dies für die Klienten als zu schwierig, zumal sie unterstellen, dass der Therapeut das Problem kennen muss, erkundet man doch das Problem zumindest insoweit, als es nötig erscheint, um die Klienten und sich selbst als Therapeut zu beruhigen. Die Erkundung des Problems kann gegebenenfalls Anhaltspunkte für die Gestaltung der Therapie liefern. In anderen Fällen, in denen ein gut definiertes, „brauchbares" Anliegen von Anfang an vorliegt, bietet es sich an, sogleich zu intervenieren. Eine richtunggebende Orientierung für den Umgang mit solchen Situationen stellt folgende Sequenz dar: *Vom Problem zum Anliegen, zum Auftrag und Vertrag.*

Die Unterscheidung von Anliegen und Auftrag halte ich für eine zentrale Leitdifferenz zur Anleitung der Praxis. Sie hilft, klar zwischen dem zu unterscheiden, was die Klienten wünschen, und dem, was die Therapeuten für sinnvoll und möglich halten. Darüber hinaus hilft sie, zwischen einseitigen Wünschen von Klienten und/oder Therapeuten und den zwischen ihnen gemeinsam vereinbarten Themen und Zielsetzungen für den therapeutischen Prozess zu unterscheiden. Die Verwechslung von Anliegen und Auftrag führt nicht selten zu einer Verwechslung von Auftraggebern und Beauftragten und ist daher häufig Thema von Supervisionen. Ein weiteres Missverständnis rührt daher, dass der Begriff „Auftrag" in der linearen Denktradition eine subjektbezogene Handlung bezeichnet. Formulierungen wie: Man gibt einen Auftrag, man wird beauftragt usw. geben oft Anlass zur Verwirrung. Denn im systemischen Verständnis von Therapie deutet ein Auftrag nicht auf eine einseitige Handlung hin, sondern auf das Ergebnis einer kommunikativ verhandelten Vereinbarung, die zudem im weiteren Prozess veränderlich ist.

Abbildung 18 veranschaulicht das Verhältnis von Anliegen und Auftrag zueinander. Zwei Paare, die jeweils Interaktionssysteme bilden – ein Problemsystem und ein Helfersystem – operieren jeweils mit einem Anliegen der Hilfesuche und des Helfens. Treffen die Träger dieser Kommunikationen – die Menschen – aufeinander, können sie mittels weiterer Kommunikationen ein gemeinsames, noch unspezifisches Hilfssystem bilden. Die hier stattfindenden Kommunikationen suchen zu klären, worum es in den klinischen Interaktionen gehen wird, also einen Auftrag zu vereinbaren. Ist nun der Auftrag, explizit oder implizit, vereinbart, qualifizieren daraufhin die nachfolgenden Kommunikationen rückwirkend die Beteiligten als Mitglieder eines spezifischen Hilfssystems. Dies kann je nach vereinbartem Thema Anleitung, Begleitung, Beratung oder Therapie sein (vgl. 8.1). Nebenher legt der aktuell gültige Auftrag zu jedem Zeitpunkt der Hilfestellung alle weiteren Merkmale fest und dient so als Richtschnur, an der die Durchführung, Beendigung und Kontrolle der Hilfsmaßnahme ausgerichtet werden kann.

Der Auftrag stellt eine gemeinsam ausgehandelte, operationalisierte Bestimmung dessen dar, worum es im helfenden Prozess gehen soll. Der Auftrag bildet als Thema des gemeinsamen therapeutischen Systems die Sinngrenze dieses Systems und bestimmt auf diese Weise den Bereich, in dem die Therapeuten explizit ermächtigt wurden zu intervenieren, sprich: sich in das Leben ihrer Klienten einzumischen. Die hier eingenommene Auslegung des Auftragsbegriffs lehnt sich bewusst an die Sprache der Wirtschaft an. Professionelle Hilfestellung wird immer direkt oder indirekt entlohnt und ist daher ein wirtschaftlich relevantes Geschehen. In der Wirtschaft wird nämlich ein Auftrag erst notiert,

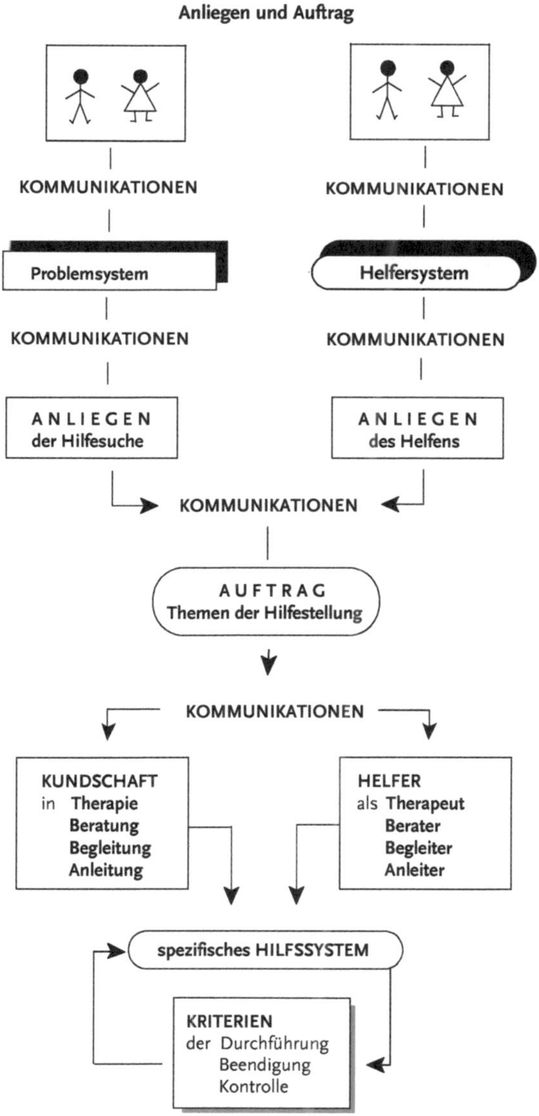

Abb. 18: Anliegen und Auftrag

wenn klar geworden ist, was der Kunde haben will. Dann ist dieser Auftrag die Grundlage für den Abschluss des Vertrags. In der Psychotherapie folgt der Auftrag auf die Verhandlung von Anliegen und ist dann Grundlage für den expliziten oder impliziten Abschluss eines therapeutischen Kontrakts.

Während das Anliegen die Form hat: „*Helfen Sie mir/uns, damit …*“, hat der Auftrag die Form: „*Unser gemeinsames Ziel ist …*“ Der Auftrag formuliert das ursprüngliche Anliegen der Klienten zu einer operablen gemeinsamen Zielsetzung um. Insofern enthält der Auftrag alle Elemente, die eine sinnvolle Durchführung der Therapie ermöglichen. Im Einzelnen:

- Der Auftrag definiert das Thema der Kommunikationen im Hilfssystem und bestimmt so die Art der jeweils angebrachten Hilfestellung. Zudem grenzt er den Bereich ein, in dem der Helfer ermächtigt ist zu handeln.
- Er leitet den Helfer bei der Wahl seiner Interventionen und bei der Suche nach Ressourcen und passenden Alternativen.
- Er enthält die Bedingungen, die erfüllt werden müssen, damit die Therapie beendet werden kann.
- Er ermöglicht eine auf die einzelnen Kunden und ihr Anliegen bezogene Evaluation bezüglich Verlauf und Ergebnis des therapeutischen Prozesses (Erfüllung des Auftrages anstelle einer Beseitigung des Problems).

6. Konzepte

Die im Folgenden vorgestellten theoretischen Konzepte der systemischen Therapie präzisieren zuerst, was hier als Problem verstanden wird. Daran anknüpfend, wird zwischen Lebensproblem als individuellem Erleben und Problemsystem als Kommunikation unterschieden und dies als Leitdifferenz für den therapeutischen Umgang mit Einzelnen und sozialen Systemen verwendet. Bei der folgenden Auseinandersetzung mit der Diagnostik psychischer und sozialer Systeme wird das Konzept der „Überlebensdiagnostik“ als Ersatz für die übliche objektivistische Psychodiagnostik vorgeschlagen. Die Ziele systemischer Therapie werden als immer auf den Einzelfall bezogene Vereinbarungen behandelt, die sich aus den Aufträgen ergeben. Als übergeordnetes Ziel systemischer Therapie wird vorgeschlagen, von einer *Anregung zum Wechsel der Präferenzen* zu sprechen. Systemische Interventionen können nur als Anregung verstanden werden, die am ehesten im Rahmen einer Vertrauen ermöglichenden therapeutischen Beziehung wirksam sein können.

6.1 Problem

6.1.1 Differenz krank/gesund

Psychische und soziale Systeme verarbeiten Unterschiede zu Sinnzusammenhängen. Das Gesundheitswesen entwickelter Gesellschaften operiert auf der Basis unterschiedlicher Differenzen wie unter anderem pathologisch/gesund, gestört/normal, funktional/dysfunktional, leidvoll/nichtleidvoll, schmerzlich/nichtschmerzlich. Der Einfachheit halber lassen sich diese und verwandte Gegensatzpaare zunächst auf die Grunddifferenz *krank/gesund* bringen. Diese Leitdifferenz steuert das Denken in der Heilkunde und der Heilkunst. Die begriffliche Fassung dieser basalen Unterscheidung – krank/gesund – erweist sich aber selbst in der organmedizinischen Tradition als problematisch. Die Behauptung zum Beispiel, dass Krankheit und Gesundheit bis zu einem gewissen Grad eine je eigene Dynamik aufweisen, leuchtet ein; die

Annahme, dass Gesundheit gleich Nichtkrankheit bzw. Symptomfreiheit sei, trifft daher nicht zu. In der Psychiatrie dient die Unterscheidung krank/gesund im Allgemeinen dazu, eine alarmierende Situation, die Verwirrung oder Leid auslöst, einzuordnen. Die Bezeichnung „krank" leistet eine Externalisierung, welche die Beteiligten beruhigt und von Verantwortung entlastet: Nun weiß man, was los ist, und man kann in Ruhe abwarten. Trotz aller Bemühungen in dieser Richtung ist es der Psychiatrie bisher nicht gelungen, psychische Krankheit objektiv, zuverlässig und valide zu fassen. Die diagnostischen Kategorien bleiben diffus, ihre Präzisierung wird mit Verlusten bezahlt. Infolge des im psychologischen Bereich wirksamen Reliabilitäts-Validitäts-Dilemmas – große Zuverlässigkeit wird mit Einbußen an Gültigkeit bezahlt und umgekehrt – ist es nicht zu vermeiden, einen Verlust an Zuverlässigkeit oder an Gültigkeit in Kauf nehmen zu müssen. Die zurzeit in der Psychiatrie bevorzugte konzeptionelle Form, nämlich das Störungskonzept, erfordert ein genaues Wissen über die „richtige" Funktionsweise des diagnostizierten Menschen. Erst damit verglichen, kann eine Störung als unzulässige Abweichung vom Richtigen erkannt werden. Gleiches gilt für solche Konzepte wie Dysfunktionalität, Abweichung oder Entwicklungsstörung. Alle diese Versuche laufen zudem Gefahr, wandelbare menschliche Prozesse ungebührend zu objektivieren bzw. ungeachtet der zeitlichen Dynamik zu einem bestimmten Zeitpunkt „einzufrieren". Je individuell und zwischenmenschlich dynamische, rückbezügliche Prozesse werden verdinglicht durch einen mehr als problematischen Reduktionismus. Der Heidelberger Theoretiker der systemischen Praxis, Fritz Simon, hat dies im tragikomischen Titel seines Buches wiedergegeben: *Meine Psychose, mein Fahrrad und ich* (1990). Danach „hat" man eine Psychose, wie man „ein Fahrrad" hat.

Eine „Störung" als Abweichung von einer sonst üblichen – normalen – Funktionsweise bei einer Maschine festzustellen ist meistens kein großes Problem. Selbst bei komplexen Maschinen sind ihre von Menschen erdachte Fertigung und Arbeitsweise bekannt. Nichttriviale „Maschinen" hingegen, zu denen die Lebewesen gehören, durchlaufen aufgrund ihrer Komplexität andauernde strukturelle Veränderungen im Verlauf ihres Operierens. Weder eine genaue Kenntnisse über ihren Aufbau noch eine genaue Beobachtung ihrer Arbeitsweise versetzen in die Lage, den aktuellen Zustand eines solchen Systems präzise zu erfassen. Daher kann weder eine exakte Diagnostik noch eine einfache Reparatur erwartet werden. Selbst in der organischen Medizin hat man mit unvorhersagbaren Variationen und komplexen Wechselwirkungen zu rechnen, die im Einzelfall alles Wissen über Krankheit und Gesundheit auf den Kopf stellen. Die Psychopathologie mit ihrer Vielfalt geschichtlich entstandener Krankheits- bzw. Störungsbilder hilft hier nicht weiter, ebenso wenig die Klinische Psychologie mit ihrem Hang zum überfrachteten Objektivismus.

Die systemische Therapie verzichtet schon aus erkenntnistheoretischen Gründen auf einen Krankheitsbegriff. Dennoch muss sie Denkmöglichkeiten anbieten, die der leidvollen Situation von Hilfe Suchenden und den unter alltäglichem Handlungsdruck stehenden Klinikern gerecht werden. Ein Konzept ist also gefragt, das klinisches Denken und Handeln anleitet, ohne auf unpassende Pathologisierungen zurückzugreifen. Ein solches Konzept stellt das dar, was hier aus Gründen der Tradition *Problem* genannt wird. Der Begriff Problem hat den Vorteil, genügend abstrakt zu sein, um sich einfachen Verdinglichungsneigungen zu widersetzen. Probleme beruhen nicht auf der Abbildung einer unabhängigen Realität, sondern auf Unterscheidungs- und Entscheidungsprozessen. Ein weiterer Vorteil dieses Konzepts ist, dass die Formulierung eines Problems nur vor dem Hintergrund von Alternativen unterschieden werden kann. Der Hilfe Suchende muss nicht nur das Problem kennen, worunter er oder andere leiden, sondern auch alternative Zustände ohne dieses Problem. Sonst gäbe es das Problem in seinem kognitiven Bereich nicht. Die Kehrseite des Problems ist nicht bloß ein Nichtproblem oder ein beliebiger Zustand, sondern eine Klasse von Zuständen, die im pragmatischen Sinne alternativ zum Problem sind. Von dieser indirekten Komplementarität von Problem und Alternativen leben die lösungsorientierten Ansätze. Sie bauen bekanntlich darauf auf, dass die Aktivierung von derzeit ungenutzten Alternativen den Klienten in einen mit dem Problem inkompatiblen Zustand versetzt. Die Kompetenz des Therapeuten erweist sich darin, ein angemessener Anreger zur und Begleiter bei der Suche nach Ressourcen und Alternativen zu sein und dabei die eigenen Vorstellungen zurückzuhalten. Denn hinsichtlich der speziellen Situation des Klienten kann der Therapeut naturgemäß nicht wissen, wo die nützlichen Alternativen liegen.

6.2.1 Problemsystem

Klinisch relevant sind solche Probleme, die Anlass geben, eine Therapie zu beginnen. Aus systemischer Sicht interessiert das Warum ihrer Entstehung nur am Rande, zumal ein konsequent gedachtes systemisches Konzept keine allgemein gültige Auskunft darüber geben kann. Die Frage nach Ursachen ist ohnehin ein Relikt positivistischen Denkens, welches, wie der New Yorker Psychoanalytiker Daniel Stern schon 1985 (dt. 1992) angemerkt hat, selbst in der psychoanalytischen Therapie an Bedeutung verloren hat. Wichtiger als der Wahrheitsgehalt einer Arbeitshypothese sei es, einen narrativen – biografischen – Ausgangspunkt zu finden, der sich für die Therapie als *brauchbar* erweist.

Ein systemisches Konzept sollte allenfalls die Bedingungen und Operationen angeben, die bei menschlichen Problemen im Allgemeinen auftreten und sie funktionieren lassen. Im Folgendem wird der Anlass zur Ingangsetzung einer Therapie als kommunikativer Prozess aufgefasst. Es war einer der bedeutendsten Pioniere der frühen systemischen Therapie, Harold (Harry) Goolishian, der um 1985 zusammen mit seinen Mitarbeitern einen revolutionären Vorschlag machte (vgl. Anderson et al. 1986). Sie schlugen nämlich vor, bei der Beschreibung des Anlasses einer Therapie die bis dahin üblichen strukturell-normativen Ansätze, die von Fehlern und Defiziten bei psychischen und sozialen Strukturen ausgingen, beiseite zu legen und das alternative Konzept eines *problemdeterminierten Systems* zu übernehmen. Danach ist es die Deutung einer alarmierenden Situation als Problem, die darum herum ein soziales System bildet. Mit anderen Worten: Nicht das soziale System (etwa Ehe, Familie, Gruppe) „hat" ein Problem, sondern das Problem schafft ein soziales System. Diese zunächst heuristisch angelegte Umdeutung erwies sich – konsequent gedacht – nach und nach, wie gesagt, als geradezu revolutionär, denn sie barg die Fähigkeit, im psychosozialen Bereich sowohl das medizinische Konzept der Psychopathologie als auch das normative Modell der Abweichung zu ersetzen.

Um ein Problemsystem nur zu beschreiben, genügte es Goolishian (vgl. Goolishian u. Anderson 1988) zunächst, seine Phänomenologie aufzuzeigen, das heißt, die Merkmale anzugeben, die eine soziale Interaktion als problematisch erscheinen lassen. Diese Annahme blieb jedoch zu unspezifisch und wurde nicht weiterverarbeitet, zumal Goolishian sich anderen Themen zugewandt hatte. Mir erschien dieses Konzept derart bedeutsam, dass ich es unternahm, unter Verwendung von Gedanken nach Maturana und Luhmann Goolishians Konzept um emotionale und kommunikative Aspekte zu erweitern; so entstand das *Problemsystem* (vgl. Ludewig 1988a).

Problemsysteme lassen sich als eigenständige soziale Systeme im Umkreis von Problemen definieren. Unter einem Problem verstehe ich jedes Thema einer Kommunikation, die etwas 1) als unerwünscht (schwierig, hinderlich, falsch, störend, unpassend usw.) wertet *und* 2) für veränderbar hält. Probleme stellen somit Sachverhalte dar, die für zugleich veränderungsbedürftig und veränderungsfähig gehalten werden. Die Themen sind beliebig, können also jeden Aspekt menschlichen Miteinanders betreffen oder auch wissenschaftlicher oder technischer Natur sein. Unabänderliches wie manche Umweltbedingungen, körperliche Defekte, chronische Erkrankungen usw. betrachte ich demgegenüber als „Schwierigkeiten" (*choses-de-la-vie*). Sie werden nur dann zu Problemen, wenn man darüber problematisierend kommuniziert, sei es im Hinblick auf Veränderung (etwa: „Ich will kein Diabetiker sein") oder was die Folgen angeht („Ich will kein Insulin spritzen"). Sachverhalte wiederum, die moralisch als Problem zu werten sind, jedoch nicht zur Kommunikation gelangen, sind nur theoretisch relevant. Sexueller Missbrauch, kriminelle Taten und häusliche Gewalt müssen selbstverständlich auf theoretischer Ebene als Problem mitreflektiert und einbezogen werden, sie werden aber meistens verschwiegen und geben häufig keinen Anlass zur Aufnahme einer Hilfsmaßnahme. Klinisch relevante Probleme grenze ich als „Lebensprobleme" ab, um sie von allgemeinen und sachlichen Konflikten wissenschaftlich-technischer Art und intellektuellen Herausforderungen wie zum Beispiel politischen oder ökologischen Debatten zu unterscheiden (vgl. Abb. 19).

Klinisch relevante Problemsysteme bilden sich im Umkreis von Lebensproblemen. Diese subjektiv erlebten Probleme betreffen das Verhalten oder die Seinsweise einer Person und lösen Leiden aus (vgl. 6.1.3). Die Emergenz (Auftreten) klinisch relevanter Problemsysteme erfolgt meist nach folgendem Schema: A, der für B emotional wichtig ist, äußert etwas zu oder über B, das dieser – zu Recht oder Unrecht – als Abwertung und Appell im Sinne des Imperativs „Ändere dich!“ versteht. B deutet also As Äußerung als kränkend, beleidigend oder enttäuschend; das löst bei ihm eine negative emotionale Reaktion aus. Negative Emotionen definieren – im Sinne von Maturanas Emotionieren (vgl. 2.1.1) – bestimmte Bereiche des Erlebens und Handelns, die zum Ziel haben, den negativen Zustand zu beenden. Eine Möglichkeit zur Abwehr liegt in der Forderung des Betroffenen (B) an den anderen (A), die kränkende Wertung zurückzunehmen. Diese Forderung enthält aber ebenfalls eine implizite Abwertung – „Ändere dich!“, eigentlich „Nimm deine Forderung zurück!“ – und kann ihrerseits bei A eine negative Emotion auslösen. Gelingt es den beiden nicht, die Lage – etwa durch Metakommunikation – zu entspannen, kann die Problemkommunikation eine Wiederholungsdynamik entwickeln und sich so konsolidieren. Im Sinne der Kommunikationstheorie Luhmanns (vgl. 2.2.2) bringen nicht die Äußerungen an sich Problemsysteme hervor, sondern die Art, wie sie aufgefasst („verstanden“) und erwidert werden.

Die Besonderheit von Problemsystemen liegt an ihrer Wiederholungsdynamik. Die Beteiligten handeln „defensiv“ oder „aggressiv“ und sind wenig bereit, als Erster nachzugeben. Das engt den Spielraum ihrer Kommunikation immer mehr ein. Der Beendigung dieser schmerzlichen Prozesse steht zum einen die problemeigene Logik im Wege, zumal beide Partner erwarten, dass der andere einlenkt, zum anderen aber auch die spezifische emotionale Logik, die Lebensprobleme mobilisiert. Leiden disponiert zwar zu Handlungen, die das Leiden beenden sollen, man kann sich aber nie sicher sein, ob die Veränderung einer meistens lang durchgehaltenen und zur Gewohnheit gewordenen Problemkommunikation nicht noch Schlimmeres nach sich zieht. Eine allgemeine Vermeidungshaltung macht sich breit, welche die Gefahren von Veränderungen bannt, zugleich aber das Problem stützt. Der bekannte Status quo erweist sich gewissermaßen als der Spatz in der Hand, den man nicht für die Taube auf dem Dach zu tauschen bereit ist. Die Grundbedingung gelingender sozialer Beziehungen – das Vertrauen (vgl. 2.2.2) – ist nicht erfüllt; die zur erweiterten Kommunikation notwendige Risikobereitschaft ist blockiert.

Problemsysteme entstehen andauernd auf der Basis von Missverständnissen, Fehldeutungen und gewollten oder ungewollten emotio-

Problemsysteme

Definition: *Problemsystem* ist ein soziales System um ein Problem (= Thema).

Klinisch relevante Problemsysteme bestehen aus Kommunikationen, die auf die wertende Beurteilung eines Verhaltens oder einer Seinsweise eines Menschen als veränderungsbedürftig folgen und Anlass zu weiteren Kommunikationen geben.

Die Wertung muss *verstanden* werden als eine Aufforderung zur Veränderung, welche die Berechtigung des/der Betroffenen negiert und dabei Leiden auslöst.

- *Emergenz:* beliebig; unter Umständen Affinität zum bzw. „Begabung" fürs Thema. Relevant ist nicht ihre Emergenz, sondern ihre Stabilität in der Zeit.
- *Emotionale Logik:* Leiden als Emotion disponiert zu Handlungsweisen, die das Leiden beenden sollen. Das Risiko aber, noch mehr Leiden auszulösen, verhindert Veränderung (*Mehr-vom-selben*). Der Dialog ist blockiert, Monologe werden monoton aneinander gereiht.
- *Stabilität:* Festigung der Erwartung „Erst du, dann ich!", somit gekoppelt an unerfüllbare *instruktive Interaktion.*
- *Auflösung:* Problemsysteme sind weder „lösbar" noch heilbar, denn das Problem ist ihr Thema und kein randständiges Merkmal. Sie sind jedoch auflösbar durch „Kündigung" der Mitgliedschaft im Problemsystem, also durch Beendigung der Reproduktionsdynamik des Problems oder durch Bevorzugung alternativer Kommunikationen (*Mehr-vom-anderen*).

Abb. 19: Problemsysteme

nalen Verletzungen, sie sind aber meistens von kurzer Dauer: Jeder kann mit jedem im Nu ein Problemsystem herstellen; dessen Bedeutung im Leben der Beteiligten ist aber meistens gering, und es wird schnell vergessen. Im Rahmen von existenziell relevanten Beziehungen wie Ehe, Familie, Team oder Mannschaft kann hingegen aufgrund relativ belangloser Auslöser ein dauerhaftes Problemsystem entstehen. In der Anfangsphase, wenn die emotionalen Folgen der Kränkung noch intensiv sind (Ärger, Enttäuschung usw.), ist meistens keiner bereit, als Erster einzulenken. In späteren Phasen, wenn sich die Problemkommunikation etabliert und die Möglichkeiten der Beziehung sich immer mehr auf die Aufrechterhaltung des Problems eingeschränkt haben, traute sich keiner dazu. So kommt es zur Stabilisierung der Problemkommunikation. Die Kommunikation wird dabei immer ritueller und „trivialer" (monotoner, vorhersagbarer), vor allem wenn:

- die Beteiligten ihre Situation als unausweichliche Zwangslage betrachten
- der Kontext ihnen nicht erlaubt, das „Feld zu räumen"

- es zu wenige interaktionsfreie Phasen gibt, die ein „Vergessen" ermöglichen
- eine Veränderung Angst auslöst und vermieden wird.

Die emotionale Logik von Lebensproblemen bedingt eine Haltung der Vermeidung, die es verhindert, dass die kommunikationsfördernde Wirkung der doppelten Kontingenz zum Zuge kommt. Die ständigen Wiederholungen blockieren das kreative Potenzial von Zufällen und lassen Vertrauen und Risikobereitschaft nicht aufkommen: Neues und Unerwartetes, das zur Überwindung des Problems notwendig wäre, aber noch größeres Leid oder gar das Ende der Beziehung bedeuten könnte, wird lieber ausgeschlossen. Die problemzentrierte Kommunikation gleicht zunehmend einer Art „Polymonolog", in dem Monologe aneinander gereiht werden, die alles trivialisieren.

Problemsysteme folgen ihrer eigenen Logik. Trotz aller Ritualisierung sind sie weder von außen bestimmbar noch willkürlich veränderbar. Ihr „Problem" ist ihr *Thema*, nicht ein auswechselbares, akzidentelles Merkmal. Daher sind Problemsysteme weder heilbar noch lösbar. Problemsysteme lassen sich nur *auflösen*, wenn die Beteiligten sich in die Lage versetzen, ihre Mitgliedschaft aufzukündigen. Meist zerfallen sie jedoch von selbst: Das Thema wird langweilig, die Problemkommunikation geht zum Dialog über, andere Aktivitäten treten in den Vordergrund, oder das Problem wird umgedeutet, neu gewertet, wenn nicht gar „vergessen". Wird indes Therapie beansprucht, muss versucht werden, diese sonst „natürlichen" Geschehnisse therapeutisch zu aktivieren.

Das Konzept Problemsystem bringt der klinischen Theorie derart wichtige Vorteile, dass seine Bedeutung als hochgradig einzuschätzen ist; im Einzelnen:

- Es ist systemisch kohärent.
- Es pathologisiert nicht, bietet also eine Alternative zur Psychopathologie.
- Es definiert und orientiert die Therapie als Kommunikation.
- Es befreit vom objektivistischen Ballast bisheriger klinischer Theorien.

6.1.3 Lebensproblem/Problemsystem

Trotz des enormen konzeptionellen Gewinns, den das Konzept des Problemsystems erbrachte und zur letztendlichen Überwindung strukturalistischen Denkens – soziale Strukturen haben Probleme – beitrug, bauten sich in den 1990er-Jahren erste Widerstände gegen das Konzept auf. Wie bereits in Kapitel 4 erläutert, kritisierte Tom Levold (1997) Goolishians Konzept als zu einseitig sprachlich. Dem auf Kommunikation ausgerichteten Konzept fehle es an Möglichkeiten, subjektiv erlebte Probleme zu erfassen. Dieser Kritik war beizupflichten, zumal das subjektive Erleben von Leid im damaligen systemischen Kontext kaum Beachtung erfahren hatte. Es lag auch keine umfassende und brauchbare Ausarbeitung des psychischen Systems vor. Die Folge davon war eine unverzeihliche Vernachlässigung jener Probleme, die nicht mitgeteilt werden können oder dürfen und, nicht zuletzt deshalb, enorm belasten. Man denke an die Misshandlung von Schwächeren und an Phänomene wie Scham und Schuld in juristisch relevanten Bereichen. Eine Möglichkeit, diese historisch erklärbaren Versäumnisse nachzuholen, war die Betonung des Lebensproblems als Konzept für subjektiv Erlebtes. Im Einklang mit der Emotionspsychologie und in Anlehnung an Maturanas Konzept des Emotionierens sehe ich die emotionale Verletzung oder Betroffenheit eines, mehrerer oder aller Beteiligten, die ein sozial relevantes Problem hervorbringen, als unerlässliche Bedingung für das Entstehen einer Problemkommunikation. Klinisch relevante Probleme erfordern das Vorliegen dieser beiden Gesichtspunkte – individuelles Erleben und Kommunikation – als voneinander untrennbare Bedingungen.

Um dieser Zweiseitigkeit theoretisch gerecht zu werden, erschien es mir sinnvoll, von der Differenz von Lebensproblem und Problemsystem auszugehen und sie als eine weitere Leitdifferenz für die klinische Theorie zu verwenden. Lebensprobleme definiere ich als subjektiv erlebte, leidvolle Phänomene, die vom Betroffenen als veränderungsbedürftig bewertet werden. Den Lebensproblemen unterstelle ich eine emotionale Dynamik, die aus der Enttäuschung bedeutungsvoller Erwartungen und Ansprüche bzw. aus der mangelnden Fähigkeit zur Reaktion angesichts einer überfordernden Situation (Stresskonzept) hervorgeht. Das Konzept des Problemsystems behalte ich für die Beschreibung von bereits zur Kommunikation gewordenen Lebensproblemen bei. Diese Unterscheidung von Lebensproblem und Problemsystem ermöglicht es, die Besonderheiten von psychischen und sozialen Systemen unter Einhaltung einer sauberen logischen

Buchhaltung zu vereinbaren, ohne sie aber zu vermengen (vgl. Abb. 20).

Lebensproblem/Problemsystem
Lebensprobleme sind dauerhafte, als leidvoll bzw. störend erlebte Phänomene, die vom Betroffenen als Problem, d. h. als veränderungsbedürftig und -fähig bewertet werden.
Lebensprobleme folgen auf die emotionale Dynamik psychischer Systeme, die zum Beispiel aus der Enttäuschung bedeutungsvoller Erwartungen und Ansprüche oder aus der Diskrepanz von Erwartungen und Reaktionsmöglichkeiten (Stresskonzept) hervorgeht.
Problemsysteme sind soziale Systeme, die durch Wertung ein Lebensproblem thematisieren und reproduzieren.
(Klinische) Problemsysteme reproduzieren eine kommunikative Vermeidungsdynamik, die mit negativen Emotionen einhergeht:
Das Risiko, bei einer Veränderung eine eventuell noch leidvollere Entwicklung zu erleiden, wird vermieden.
Statt einer erleichternden Veränderung etabliert sich eine Wiederholungsstruktur, die ein natürliches Vergehen oder eine dialogische Fortentwicklung verhindert.

Abb. 20: Lebensproblem/Problemsystem

Durch Konzeptualisierung des Lebensproblems handelt man sich allerdings ein weiteres Dilemma ein. Problemsysteme können zwar aus der Beobachtung erschlossen werden, während Lebensprobleme nur durch Intuition, Introspektion, Empathie oder Interaffektivität zu erkennen sind. Die Erweiterung der klinischen Theorie auf intrapsychische Verhältnisse erweist sich zugleich aus gesellschaftlichen Gründen als unumgänglich und aus erkenntnistheoretischen Gründen als äußerst riskant. Einen Weg aus diesem Dilemma sehe ich nur im Rahmen einer Kommunikation, welche die Innerlichkeit der Beteiligten behutsam thematisiert und nach passender Sinngebung sucht. Erst die Erweiterung der subjektiven Dynamik, die das Lebensproblem stützt, zu einer Kommunikation mit anderen kann den engen Kreislauf der Problemdynamik öffnen und einer Veränderung zugänglich machen. Der theoretische Vorteil, der mit der Ausdifferenzierung des Konzepts eines Lebensproblems einhergeht, mündet in der Praxis in den ethischen Appell, Wege zu eröffnen, um den Menschen, die isoliert oder zum Schweigen verurteilt leben, zur Aufnahme einer hilfreichen Kommunikation zu verhelfen (für Lebensprobleme als psychische Systeme s. Ludewig 2011).

6.2 Diagnostik

In traditionell wissenschaftlicher Perspektive strebt Diagnostik eine möglichst exakte Erkenntnis über den Zustand eines Untersuchungsgegenstands an. Handelt es sich um physikalische Gegenstände, ist diese Forderung relativ einfach zu erfüllen und erkenntnistheoretisch zu begründen. Ein konkreter Gegenstand wird gut erkannt bzw. diagnostiziert, wenn seine Beschreibung klare Anweisungen enthält, wie er eindeutig von anderen zu unterscheiden und auf replizierbare Weise zu handhaben ist. Im biologischen Bereich ist dies schon etwas schwieriger, zumal biologische Wesen aufgrund ihrer Eigendynamik und Autonomie andauernd selbstorganisierende Veränderungen durchlaufen. Deren Beschreibung ist mit akzeptabler Sicherheit erst im Nachhinein zu erbringen, Vorhersagen sind nur in begrenztem Ausmaß möglich. Die organische Medizin weiß bei aller Nähe zur Physik und Chemie zu berichten, dass organische Erkrankung und Genesung oftmals sehr individuell verlaufen. Dennoch wäre eine Medizin ohne Diagnosen in vielen Fällen gefährlich und unverantwortlich. Das gilt aber nicht im gleichen Ausmaß für psychische und soziale Phänomene.

Diagnostik soll Ordnung schaffen. Als Erkenntnisprozess selektiert Diagnostik aus der Fülle möglicher oder tatsächlicher Erscheinungen bestimmte Eigenschaften heraus und erzeugt dabei spezifische Erkenntniseinheiten. Diagnostik leistet also Komplexitätsreduktion. Luhmann zufolge geht es dabei um die Erzeugung von *symbolischen Generalisierungen*, die es erlauben, eine Mehrheit einer Einheit zuzuordnen. Generalisierungen wie Kategorien und Typen erleichtern die Verständigung, zumal sie Sinn zu Erwartungen verdichten. Mithilfe solcher Generalisierungen verschafft man sich auch im psychosozialen Bereich eine rasche Orientierung, ohne jedes Mal auf individuelle Details eingehen zu müssen. Zugleich nimmt man aber in Kauf, dass einmal Geordnetes sich verselbstständigt und eine eigene Dynamik mit großer Stabilität entfaltet. So besteht zum Beispiel die Sammeldiagnose Schizophrenie allen Angriffen zum Trotz seit mehr als 100 Jahren kaum verändert fort. Der zweifelhafte Vorteil für die Praxis liegt darin, dass Benennungen wie „Borderline-Persönlichkeit“ oder „Phobie“ den Eindruck erwecken, eindeutig mitgeteilt zu haben, was man von einem bestimmten Patienten zu erwarten hat. Der hingegen sichere Nachteil liegt darin, dass diese Benennungen weitaus mehr unbeabsichtigte Konnotationen mittragen, als einem lieb sein kann.

Das Dilemma des Diagnostikers – man weiß nichts Genaues, aber man handelt danach – begleitet in der Psychotherapie seit jeher die Theorieentwicklung und die Praxis. Das prägte auch die Gründerzeit der systemischen Therapie. Man war bestrebt, radikal allen „Ballast“ aus der Vergangenheit abzuwerfen, so auch jeden diagnostischen Ballast. Ab Beginn der 1980er-Jahre findet man in der Fachliteratur immer seltener Aufsätze über Diagnostik. Die radikale Abkehr von der Diagnostik erbrachte zu Anfang gewisse Vorteile, zumal in der Praxis die Therapie vorrangiger wurde. Nicht Verstehen, Einfühlen oder biografische bzw. Familienrekonstruktion standen im Vordergrund, sondern die Erarbeitung nützlicher Interventionen. Und dies gelang auch ohne großartige Hypothesen und ohne genaue Kenntnis des Systems. Man wurde zurückhaltender bei der Klassifikation von Einzelnen, Paaren und Familien. Verdinglichende, abschätzige Betitelungen wie „psychotische Familie“ oder „anorektische Familie“ wurden kritisch beäugt. Der Verzicht auf Diagnostik wurde allerdings um den Preis vollzogen, sich aus dem allgemeinen Diskurs im psychosozialen Feld auszuschließen und hinderliche Berührungsängste vor anderen Therapieansätzen zu entwickeln.

Gegen diese Entwicklung traten im deutschsprachigen Raum Systemtheoretiker wie Helmut Willke (1987) und Günter Schiepek (1991) an. Im Unterschied zu Therapeuten konnten sie, frei von Berührungsängsten, den Sinn einer systemischen Diagnostik im Aufbau von Erwartungen und so in einer Erleichterung der klinischen Kommunikation erkennen, sofern die Systemkomplexität angemessen berücksichtigt würde. Der Wiener Psychiater und systemische Therapeut der ersten Stunde, Ludwig Reiter, führte 1991 das Konzept der Klinischen Konstellation als eine praxisnahe Anleitung zur sinnvollen Komplexitätsreduktion ein. In dieses Modell integriert er neben interaktionellen und persönlichen Merkmalen der Beteiligten ätiologische, pathogenetische und therapeutische Beiträge ohne Berücksichtigung ihrer theoretischen Provenienz.

Überlebensdiagnostik. Die Erarbeitung einer systemischen Diagnostik ist alles andere als abgeschlossen. Man ist gehalten, eine schwierige Balance zu wahren zwischen dem Bekenntnis zur klinischen Erfahrung und der berechtigten Sorge, diese Expertise zu missbrauchen, um das Problem rasch aus der Welt zu schaffen. Eine systemische Diagnostik, die weder einem neu gekleideten Objektivismus noch einem berufspolitischen Opportunismus verfällt, muss an die Prämissen systemischen Denkens anschließen. In einem ersten Schritt hierzu fand ich zunächst Gefallen am Begriff einer „interaktionellen Diagnostik", dann fiel meine Wahl auf das in der Heilpädagogik entstandene Konzept einer „Förderdiagnostik". Schließlich bot sich ein Konzept an, das mit einer lösungsorientierten Perspektive am passendsten übereinstimmt: „Überlebensdiagnostik".

Bei einer Überlebensdiagnostik geht es darum, die Bedingungen zu ergründen, die es dem Hilfe Suchenden ermöglicht haben, sein bisheriges Leben mindestens insoweit zu meistern, als er noch lebt. Dieses Konzept erlaubt es, das geschichtlich entstandene Störungswissen, sofern es sinnvoll und brauchbar erscheint, zu würdigen und, gegebenenfalls, zu integrieren. Ohne dass man sich auf die Grenzen einer objektivistischen Psychopathologie einschränken müsste, werden Lebensprobleme und Problemsysteme als Prozesse der psychischen und kommunikativen Sinnverarbeitung verstanden, zu deren Überwindung vorhandene Ressourcen (re)aktiviert werden. Überlebensdiagnostik zielt darauf, bei einzelnen Hilfe Suchenden, aber auch bei sozialen Systemen wie Paaren und Familien die vorhandenen Ressourcen und die möglichen Alternativen zum Problem zu erkunden und zu nutzen.

Das Konzept der Überlebensdiagnostik hilft, Menschen und Interaktionssysteme als geschichtlich gewordene zu betrachten, zumal der gegenwärtige Zustand eines jeden Systems, ob in biologischer, psychischer oder sozialer Hinsicht, immer auf vergangene Zustände des gleichen Systems folgt. Dies bedeutet aber nicht eine Wiedereinführung von biografischer Zwangsläufigkeit, zumal frühere Zustände den gegenwärtigen Zustand nicht auf einfache Weise determinieren. Denn gerade komplexe Systeme wie biologische, psychische und soziale Systeme sind jederzeit in der Lage, selbstorganisierende Wandlungen innerhalb ihrer strukturellen Möglichkeiten zu durchlaufen. Eine Fokuserweiterung auf Vorhandenes erleichtert es, Anknüpfungspunkte für die Therapie zu finden. Sie hilft Therapeuten und Klienten, sich zu vergegenwärtigen, dass menschliche Probleme, so intensiv und leidvoll sie sein mögen, immer nur einen Teil der vorhandenen Strukturen und Entwicklungsmöglichkeiten eines Menschen oder eines Interaktionssystems beanspruchen können. Durch Einstellung auf Vorhandenes und nicht auf Fehlendes betreibt man gewissermaßen eine „Weiterlebensprognostik", die in die Zukunft weist und weiterbringt.

Kommunikation erfordert ein Mindestmaß an Übereinkunft. Die Beteiligten sind auf den Aufbau von möglichst zuverlässigen Erwartungen angewiesen. Nicht anders ergeht es dem professionellen Helfer. Im praktischen Umgang mit den Hilfe Suchenden benötigt er Orientierung, und er hat dabei Wahlmöglichkeiten. Er kann sich auf gängige Modelle und Klassifikationen beziehen, die ihm Absicherung im Einzelfall versprechen, oder er kann sich entscheiden, mit passenden Fragen ein möglichst rasches Ankoppeln an Vorhandenes und Förderliches zu suchen, um ohne den Umweg über das Diagnostizieren zur Therapie überzugehen.

6.3 Ziele

Systemische Therapie versteht sich als Dialog. Sie findet als kommunikatives, Sinn stiftendes Geschehen statt und nicht als gezielte Reparatur oder Korrektur einer mehr oder minder verdinglichten Struktur. Folgt man Anderson und Goolishian (1992), kann Psychotherapie als Dialog unter Experten verstanden werden, die ihren jeweiligen Sachverstand (Expertise) einbringen: der Hilfe Suchende als Experte für das eigene Leben, der Therapeut als Experte für die Durchführung therapeutischer Dialoge. Ziel des Therapeuten ist es, eine kommunikative Situation – systemtheoretisch gewendet: Randbedingungen – zu schaffen, die für die Hilfe Suchenden nützlich ist beim Versuch, die gewünschte, aber bisher vermiedene Veränderung zu wagen. Die Hilfe Suchenden setzen ihre Expertise im Rahmen der Therapie ein, um den Verlauf des therapeutischen Dialogs zu ihren Gunsten mit zu gestalten und dort entstandene Impulse in ihre Lebenspraxis umzusetzen.

Lebende – psychische und soziale – Systeme sind für kausale Interventionen nicht zugänglich. Eine gezielte, treffsichere Intervention würde eine genaue Kenntnis des zu intervenierenden Systems im Allgemeinen und eine genaue Einschätzung seines aktuellen Systemzustands im Besonderen erfordern. Das aber gezielt zu planen erweist sich als überaus komplexes Unternehmen mit ungewissem Erfolg. Autopoietische Systeme können nur um den Preis halbwegs „durchschaubar“ gemacht werden, dass ihre Freiheitsgrade auf ein Minimum reduziert werden. In einem Beispiel: Nur wenn ich ein Pferd habe lange dursten lassen, kann ich es zur Tränke bringen und erwarten, dass es mit einer gewisser Wahrscheinlichkeit trinken wird – sicher kann ich aber selbst dann nicht sein. Therapeutisch umgewendet: Nur wenn ich einen phobischen Klienten einer Konfrontation mit dem Angstobjekt unter besonderen Bedingungen aussetze, kann ich mit gewisser Wahrscheinlichkeit mit dem Vergehen der Angst rechnen. Zu diesen Bedingungen gehört eine vorbereitende Einweisung des Patienten in die „wissenschaftliche“ Begründung eines solchen Verfahrens. Diese Sicherheit vermittelnde Maßnahme dürfte sich günstig auf den ohnehin angstbereiten Menschen auswirken und dadurch zum Erfolg der Maßnahme beitragen. So gesehen, ist Psychotherapie im Endeffekt *immer* Hilfe-zur-Selbsthilfe und keine kausale Maßnahme.

Phasen therapeutischer Veränderung

- Menschliche Probleme folgen der „Logik“ einer konservativen *emotionalen Dynamik*. Angesichts der unvermeidbaren *Ungewissheit* über die Folgen von Veränderungen in relevanten sozialen Systemen gilt es, lieber auszuhalten und weiterzumachen, als eine Veränderung zu riskieren, die alles noch verschlimmern könnte (–> *Mehr-vom-selben*).
  - *Stabilitätsprinzip* psychischer und sozialer Probleme
- Psychotherapie soll Bedingungen schaffen, die ein Wagnis begünstigen und so einen *Wechsel der Präferenzen (–> Mehr-vom-anderen)*
  - *(Ultra-)Stabilisierung des Übergangs* von der einen Stabilität zu einer anderen durch eine tragfähige therapeutische Beziehung.
- Die bislang vermiedenen Veränderungen werden gewagt; die Sicherheit des Bekannten wird aufgegeben:
  - *Destabilisierung* bzw. „Verstörung“.
- Ungenutzte Ressourcen werden aktiviert, Alternativen erprobt; im günstigen Fall kommt es zum Aufbau einer neuen Stabilität, die alsdann beginnt, sich konservativ zu konsolidieren:
  - *Stabilisierung* eines neuen Zustands.

Abb. 21: Phasen therapeutischer Veränderung

Der Veränderungsprozess im Verlauf einer Therapie geht von einer das Problem reproduzierenden, konservativen Vermeidungsdynamik aus (vgl. Abb. 21). Das stabilisierte System-mit-Problem, ob als psychisches Lebensproblem oder kommunikatives Problemsystem, wird im Rahmen der übergeordneten Stabilität eines tragfähigen und Vertrauen fördernden therapeutischen Systems ultrastabilisiert. Erst diese Ultrastabilität bietet den Klienten das nötige Vertrauen, sich auf die Destabilisierung einzulassen, die mit jedem Veränderungsprozess einhergeht. Günter Schiepek hat in diesem Sinne systemische Therapie in Anlehnung an Gedanken der Synergetik und der Theorie nichtlinearer dynamischer Systeme als professionelles „Schaffen von Bedingungen für die Möglichkeit selbstorganisierter Ordnungsübergänge in komplexen bio-psycho-sozialen Systemen" definiert (1999, S. 30). Diese Definition lässt sich problemlos auf alle Psychotherapien erweitern. Psychotherapie beinhaltet – wie bereits in Abschnitt 6.1.1 dargelegt – eine Sequenz unterschiedlicher, einander ablösender Interaktionssysteme mit je eigenem Thema. Es findet ein Übergang vom Problemsystem zum therapeutischen System und zu guter Letzt zu einem alternativen System ohne Problem statt oder, anders ausgedrückt, ein Übergang von der einen, eingeengten Ordnung zu einer erweiterten Komplexität mit der Aussicht, sich dann schließlich als alternative Ordnung zu stabilisieren.

6.4 Therapeutische Beziehung

Die Psychotherapieforschung lehrt uns eindeutig, dass die Qualität der therapeutischen Beziehung ein wichtiger Indikator für eine gute und erfolgreiche Therapie ist (vgl. Hubble et al. 1999, dt. 2001; Wampold 2001). Der als kompetent erlebte Therapeut trägt zur Entstehung einer emotional klaren, sicheren und belastbaren therapeutischen Beziehung bei. Die metaanalytische Untersuchung psychotherapeutischer Verläufe, wie sie zum Beispiel von den Arbeitsgruppen um David E. Orlinski in Chicago und Klaus Grawe in Bern durchgeführt wurden (vgl. z. B. Orlinsky et al. 1994), lassen folgern, dass der Therapieerfolg empirisch mit folgenden Aspekten der therapeutischen Interaktion zusammenhängt:

- mit einer affirmativen Haltung des Therapeuten, die sich in Akzeptanz, Wärme und Wertschätzung des Klienten niederschlägt
- mit Maßnahmen zur Förderung der therapeutischen Beziehung
- mit Kooperationsbereitschaft des Klienten
- mit Engagement des Therapeuten
- damit, dass dem Therapeuten Zuverlässigkeit und Glaubwürdigkeit zugeschrieben werden
- mit Fokussierung auf die Affekte des Klienten
- mit Wahrnehmung von Empathie beim Therapeuten durch den Klienten
- mit gegenseitig affirmativer Haltung von Therapeut und Klient.

Die systemische Therapie versteht sich als kommunikatives Geschehen und ist daher im besonderen Maße gehalten, Bedingungen zu schaffen, die den Aufbau eines hilfreichen therapeutischen Systems ermöglichen. Bei der Mitgestaltung günstiger Randbedingungen für die selbst organisierte Veränderung des Klienten bedient sich der Therapeut zweier zentraler methodischer Vorgaben. Zum einen bemüht er sich, dem Klienten bei der Formulierung seines Anliegens zu helfen und mit ihm einen darauf eingestellten Arbeitsauftrag zu vereinbaren; zum anderen sucht er mit seinen Fragen nach Merkmalen im Leben des Klienten, die es ermöglichen, dessen bisherige Lebensweise zu würdigen und dessen Ressourcen anzuerkennen. Diese beiden methodischen Vorgaben sollen ein Klima fördern, das von empathischer Akzeptanz und Vertrauen erweckender Zielgerichtetheit geprägt ist. Ein auf Kooperation angelegtes emotional günstiges Klima trägt beim Klienten dazu bei, sich gesichert zu fühlen und sich so zu erlauben, gegen die stabilisierte Wiederholungsstruktur des Problems zu verstoßen und die für eine Veränderung notwendigen Risiken einzugehen. Auf der Grundlage eines emotional stabilisierenden und zielgerichteten therapeutischen Arbeitsbündnisses kann sich der Therapeut berechtigt fühlen zu intervenieren.

6.5 Intervention

Der Therapeut vollbringt gegenüber seinen Klienten gewissermaßen einen „kunstvollen“ Balanceakt zwischen Bestätigung und Förderung. Ein Klima von gleichzeitig emotionaler Akzeptanz und zielbezogener Förderung soll entstehen und durchgehalten werden. Mit Blick auf die beteiligten Emotionalitäten würdigt der Therapeut die Ressourcen und Fähigkeiten der Klienten, bestätigt damit ihr Selbstbewusstsein und ihre Selbstwirksamkeit und sorgt so für eine von optimistischer Erwartung geprägte Einstellung. Dies vermittelt Beruhigung und Sicherheit. Im Hinblick auf die komplementäre Aufgabe, Veränderung zu fördern, geht der Therapeut erst nach Herstellung eines basalen Vertrauens dazu über, die Klienten in Richtung der angestrebten Ziele behutsam anzuregen und zu fördern. Der systemische Helfer hat dabei im Wesentlichen zwei allgemeine Aufgaben zu erfüllen:

- den Klienten zu helfen, ein realisierbares Anliegen an die Hilfestellung zu formulieren, welches dann als Grundlage für die Vereinbarung eines Auftrags dient
- durch geeignete Konversation einen auftragsbezogenen, „kunstvollen Balanceakt" zu vollbringen zwischen Würdigung und Förderung der Klienten (vgl. Abb. 22).

Aufgaben des professionellen Helfers

Der systemische Helfer trägt, ohne sich Kausalität zuzuschreiben, zur Herstellung geeigneter sozialer (Rand-)Bedingungen bei, die es den Kunden erleichtern, sich gemäß ihren Wünschen und Möglichkeiten zu verändern.

Allgemeine Aufgaben

1 *Anliegen/Auftrag*
Klärung/Erarbeitung der Anliegen und Aushandlung/Vereinbarung eines Auftrags.

2 *Würdigung/Anregung*
Auftragsgerechter, kundenorientierter, „kunstvoller Balanceakt" zwischen

a) *Würdigung*
emotionale Stabilität fördernde Maßnahme durch Bestätigung und Anerkennung der Klienten

b) *Anregung bzw. Förderung*
angemessener Beitrag zur Destabilisierung des problemtragenden Systems durch Auslösen „heilsamer Verstörungen", durch Besinnung auf Bewährtes oder durch Anbahnung von Neuem.

Spezifische Aufgaben

Je nach Auftrag beitragen zur:
a) *Erzeugung* eines spezifischen Hilfssystems
b) *Erhaltung* dieses Hilfssystems
c) *Erfüllung* des spezifischen Auftrags
d) *Beendigung* der Hilfestellung.

Abb. 22: Aufgaben des professionellen Helfers

Die Würdigung der Klienten, das heißt für den Therapeuten, sich – im Sinne Gianfranco Cecchins (1987, dt. 1988) – „neugierig" zu interessieren für bisher Geleistetes, Überstandenes und insgesamt für die Ressourcen und Möglichkeiten der Klienten, fördert deren Vertrauen und Kooperation und so auch die Bereitschaft, Hemmnisse und Vermeidungsstrategien aufzugeben. Den hierzu von der Mailänder Schule eingeführten Begriff der „positiven Konnotation" gab ich allerdings vor langer Zeit auf, denn dieser Begriff verleitet aufgrund seiner Unverbindlichkeit (gegenüber einer Denotation) leicht zum Zynismus. Der zweite Aspekt, das Anregen bzw. Fördern, zielt darauf, die angestrebten Veränderungen durch Besinnung auf bisher Bewährtes oder durch Abwägung öffnender Alternativen voranzubringen. Es sei nebenbei angemerkt, dass ich den von mir 1982 hierzu geprägten Begriff des Verstörens nur noch sehr zaghaft verwende, zumal es zu oft als aktives, kausales Handeln missverstanden worden ist.

Die emotionalen, kognitiven und/oder interaktionellen Elemente, die am Fortbestehen bzw. an der Reproduktion und Stabilisierung des Problems beteiligt sind, sollen auf geeignete Weise destabilisiert werden. Dies kann mittels verschiedener Maßnahmen erreicht werden, wie zum Beispiel mittels gemeinsamer Reflexion im Rahmen einer offenen Konversation, mittels Anbieten von Beschreibungen und Erklärungen (Deutungen, Metaphern), die mit den problemerhaltenden Prozessen inkompatibel sind, oder mittels „Verschreibung" von Handlungsweisen (Hausaufgaben, Ritualen o. Ä.), deren Ausführung die bisherige Geschlossenheit der Problemstruktur aufzuweichen in der Lage ist. Die beiden Aufgaben, Würdigung und Anregung, schaffen gemeinsam günstige Randbedingungen für einen hilfreichen *Wechsel der Präferenzen* beim Kunden, das heißt für ihn, sich auf die eigenen Ressourcen und Möglichkeiten zu besinnen und Leidvolles durch Angenehmeres zu ersetzen.

Die Rede wiederum von Lösung in Bezug auf Interventionen in psychische und soziale Systeme birgt gewisse Gefahren. Im angelsächsischen Sprachgebrauch hat man *problems*, und man strebt nach *solutions*. Im Deutschen hat man sich mit dieser Redeweise – wohl oder übel – abgefunden. Problematisch ist daran, dass sie ungewollt suggeriert, dass Menschen Probleme „haben", die man auch „lösen" könne. In einer zum sozialen Phänomenbereich passenderen Diktion müsste es heißen, dass Menschen allenfalls Probleme „machen“, sie also psychisch oder kommunikativ erzeugen und reproduzieren und dass sie damit auch aufhören können. Denn Probleme, die aktiv erzeugt werden, können definitionsgemäß nicht lösbar, geschweige denn heilbar sein. Solche Probleme können bestenfalls *beendet* werden. Lebensprobleme als subjektiv erlebte, sich wiederholende Belastung können unter bestimmten Bedingungen an Aktualität verlieren und so vergessen werden. Problemsysteme lösen sich auf, wenn sie nicht durch weitere Kommunikationen reproduziert werden. Das bedeutet aber nicht, dass die entsprechende problemeinschlägige Kommunikation nicht jederzeit wieder begonnen werden könnte. Man braucht sich nur an gewisse Familienrituale wie den Besuch zu Weihnachten bei den Eltern erinnern, um vor Augen zu bekommen, wie leicht Problemsituationen, die ein ganzes Jahr geruht haben, aktualisiert werden können.

Anders verhält es sich mit dem Konzept der *Lösungsorientiertheit.* Es spricht trotz aller semantischer Schwäche des Lösungsbegriffs eine Arbeitshaltung an, die unverzichtbar ist. Lösungsorientiertheit lenkt die Aufmerksamkeit von Therapeuten von einem unmäßigen Wühlen in den Problemen ihrer Klienten ab und richtet sie auf Ressourcen und andere Aspekte, die bei der Problembewältigung hilfreich sein könnten. Diese Orientierung meint allerdings keine bloß technologische Handlungsweise, die sich im Stellen konstruktiver oder Wunderfragen erschöpft, sondern eine allgemeine, optimistische Haltung gegenüber den Menschen, die uns mit ihren Problemen aufsuchen.

Ganz und gar auf den Begriff der Intervention zu verzichten, wie manche sozialkonstruktionistisch geprägte systemische Therapeuten propagieren, halte ich andererseits für ganz und gar unnötig. Bei aller Bereitschaft, mit den Klienten kooperative Gespräche zu führen, wird man es nicht vermeiden können, sich in ihr Leben einzumischen, also zu intervenieren (dazwischenzugehen). Die ablehnende Haltung, die manche systemische Therapeuten dazu eingenommen haben, hilft, sich von früheren, allzu interventiven Ansätzen zu distanzieren. In diesem Sinne ist sie nachvollziehbar. Des Weiteren daraus aber eine ganze Philosophie ableiten zu wollen und zwischen ihr und anderen systemischen Ansätzen eine Trennlinie zu ziehen erscheint mir übertrieben und wenig hilfreich.

7. Methodischer Rahmen

Systemische Therapie entstand als Projekt, eine umfassende Denkweise – systemisches Denken – in die Praxis der Hilfestellung umzusetzen. Als Praxis bedarf sie eines Rahmens, der diese Umsetzung steuert. Um einen methodischen Rahmen abzustecken, werde ich in einem ersten Schritt dazu passende Kriterien aufstellen, um dann im Anschluss Leitsätze für den Praktiker vorzustellen. Zum Schluss dieses Kapitels wird das technische Instrumentarium der systemischen Therapie kurz gestreift.

7.1 Kriterien

Systemisches Denken schließt die kausale Bestimmung von Menschen durch Menschen als unmöglich aus. Selbstreferenzielle Systeme, zu denen psychische und soziale Systeme zählen, knüpfen mit ihren Operationen immer nur an andere Operationen des gleichen Systems an und können daher weder andere bestimmen noch von anderen bestimmt werden. Aus diesem Grund müssen die methodischen Konzepte der systemischen Therapie ohne Kausalitätsannahmen erdacht werden. An die Stelle eines gezielten Einwirkens auf das Erleben und Verhalten von Klienten tritt hier eine Perspektive, die das Handeln des Therapeuten auf die Herstellung günstiger Randbedingungen für Veränderung ausrichtet. Der Therapeut trägt zur Entstehung, Erhaltung, Verwirklichung und Beendigung einer Kommunikation mit den Klienten bei, in deren Verlauf diese sich gemäß ihren Wünschen und Möglichkeiten verändern können.

Auf dem theoretischen Hintergrund systemischen Denkens erschien es sinnvoll, das in der Psychotherapieforschung übliche und doch trügerische Gütekriterium des Nützlichen zwar beizubehalten, es aber mit zwei weiteren Kriterien zu folgender Trias zu ergänzen: *Nutzen, Schönheit, Respekt* (Ludewig 1988b). Wie kam es dazu? Zum einen gehörte meine damalige Arbeitsgruppe in Hamburg zu jenen, die das pragmatische Konzept der Mailänder voller Begeisterung übernommen hatten, um aber rasch darauf an die Grenzen des ethisch Vertretbaren zu stoßen. In dieser Zeit – Anfang der 1980er-Jahre – waren an verschiedenen Stellen Stimmen laut geworden, die für eine andersartige Kontextualisierung der systemischen Praxis plädierten. Bradford Keeney (1983), einer der damaligen Vorreiter, lenkte zum Beispiel die Aufmerksamkeit von der reinen Pragmatik zu einer ästhetischen Haltung und betrachtete die therapeutische Arbeit als einen *ko-kreativen* Prozess der Schaffung von Alternativen, der als solcher nur unter Berücksichtigung ästhetischer Gesichtspunkte angemessen gestaltet werden kann. Zur gleichen Zeit hielt Helm Stierlin bei der 1982er-Jahrestagung der *Deutschen Arbeitsgemeinschaft für Familientherapie* in Marburg einen bemerkenswerten Vortrag mit dem Titel *Familientherapie: Wissenschaft oder Kunst?* (vgl. Stierlin 1983). Unter Einbeziehung von Beispielen beleuchtete er die fatalen Folgen, die eine hässliche Wissenschaft und eine unethische Kunst haben können. Während Stierlin den Text eines als prominenten Ästheten eingeführten Autors vorlas, bekam man als Zuhörer trotz aller Sehnsucht nach Schönheit ein Gefühl seltsamer Beklemmung. Erst am Ende der Lektüre erfuhren wir, dass der betreffende Ästhet ein bekannter Nazi-Architekt gewesen war.

Die damalige Diskussion über Psychotherapie als Wissenschaft oder Kunst bzw. Pragmatik oder Ästhetik bestätigte mich in meinem Anliegen, die Kriterien, mit deren Hilfe Verlauf und Erfolg einer Therapie beurteilt werden sollten, nicht auf die Nutzenabwägung einzuschränken. Der Nutzen sollte zwar durch ergänzende Kriterien gerahmt werden, das Schöne aber allein reichte hierzu offenbar nicht aus. Über die Beachtung von Nutzen und Schönheit hinaus erschien es notwendig, die Beurteilung von Psychotherapie an ethische Kriterien anzukoppeln. Psychotherapeutisches Handeln – ein Handeln von Menschen „an“ leidenden Menschen – muss als gesellschaftlich zu verantwortendes Handeln in Übereinstimmung mit ethischen Erwartungen geschehen. Psychotherapie ist zwar Wissenschaft *und* Kunst, sie soll aber darüber hinaus ethisch wertvoll sein.

Von diesen drei Kriterien lässt sich der Nutzen am einfachsten definieren und überprüfen. Unter Nutzen verstehe ich im Hinblick auf Psychotherapie eine konsensfähige Beurteilung dessen, ob und wie der vereinbarte Auftrag erfüllt wurde. Dies kann eine Besserung, eine Verhinderung von Verschlechterung oder die Bewahrung eines wünschenswerten Status quo bedeuten. Dieses Kriterium trägt dem Rechnung, dass eine professionelle Hilfestellung selbstredend effektiv, also hilfreich sein muss. Dabei soll aber nicht vergessen werden, dass der Nutzen, so selbstverständlich er auf den ersten Blick erscheint, keineswegs einfach zu bestimmen ist. Was ist für wen und unter welchen Umständen nützlich? Man bedenke hierzu das oben dargestellte Therapeutendilemma, wonach der Helfer im Einzelfall kaum im Voraus wissen kann, was nützlich sein wird. Bliebe man bei diesem Kriterium stehen, wäre die – gewiss überspitzte – Frage angebracht, warum man zum Beispiel bei einem einnässenden Kind keinen Blasenkatheter einführt, der – sofern dies biologisch-hygienisch möglich wäre – jede Urinentwicklung so umleitet, dass es nie mehr zum Einnässen kommt? Im Hinblick auf den „reinen" Nutzen wäre dies ein perfektes Ergebnis. Aber wünschen wir uns eine solche Therapie? Und wenn nicht, wieso? Meine Antwort ist, weil das hässlich wäre! Denn unter den vielen Möglichkeiten, die der Therapie zur Wahl stehen, hätte man – meinem Empfinden nach – eine hässliche bevorzugt.

Um der Versuchung der Gewissheit, zu der das Nutzenkriterium, allein genommen, leicht verführen kann, auch hier nicht zu verfallen, bietet sich an, den Nutzen einer Therapie durch zwei weitere Kriterien zu flankieren, die nicht die „Sache", sondern ausschließlich die Person und so auch die Verantwortlichkeit des jeweiligen Helfers betreffen: Schönheit und Respekt. Das Kriterium der Schönheit fordert den Therapeuten auf, seine Interventionen selbstverantwortlich nach dem Gesichtspunkt des „Passens" auszuwählen. Damit ist ihm die Möglichkeit genommen, sich auf wie auch immer definierte Normen oder sonst wie entstandene „Richtigkeiten" hinauszureden. *Schönheit* als ästhetisches Kriterium meint hier die selbst auferlegte und selbst verantwortete Haltung des Helfers, seine Interventionen so auszuwählen, dass sie bestmöglich die Wünsche und Möglichkeiten der Klienten berücksichtigen. Die Interventionen sollen zur Struktur der Hilfe Suchenden und zur Besonderheit des Problems passen (engl. *fit*).

Das Kriterium des *Respekts* beinhaltet eine selbst auferlegte und selbst verantwortete Haltung des Helfers, sich und seine Klienten als autonome und berechtigte Verfasser der eigenen Lebensgeschichte zu betrachten. Dieses Kriterium einzuhalten ist alles andere als einfach. Respekt meint hier nicht ehrfürchtige Erniedrigung, sondern eine Haltung, die den anderen in seinen Möglichkeiten und Grenzen wertschätzend wahrnimmt. Wenn Menschen aufgrund ihrer Strukturdeterminiertheit zu jedem Moment ihres Lebens immer die bestmögliche Form, die ihre Struktur jeweils erlaubt, verwirklichen, ist aus dieser Perspektive jede menschliche Lebensweise an sich berechtigt, und sie verdient Respekt. Dass mir persönlich manche Lebensformen lieber sind als andere und manche davon sogar zuwider sind, ist ein Ergebnis meiner eigenen Struktur und in nichts anderem begründet als eben in dieser Struktur – wie auch immer sie entstanden ist. Wenn ich bestimmte individuelle und soziale Lebensformen ablehne, ist dies etwas, das ich persönlich zu verantworten habe. Die Begründung heißt allenfalls: weil ich es so will. Maturana pflegte in diesem Zusammenhang das Beispiel einzubringen, dass die Entscheidung, einen Diktator umzubringen – damals den chilenischen – nicht mit irgendwelchen Normen und anderen Attitüden zu rechtfertigen ist, sondern immer und nur durch die Tatsache, dass ich es so entschieden habe. In meiner Eigenschaft aber als Therapeut, der von jemandem zur professionellen Hilfestellung beauftragt wurde, bin ich in einer anderen Lage. Meine persönlichen Vorlieben haben hinter die Vorgaben meiner Profession zurückzutreten. Gelingt es mir nicht, die Person und Lebensweise des Klienten als wertvoll zu erachten, sollte ich den Auftrag ablehnen und den Klienten weiterleiten. Dies heißt aber nicht, dass ich alles gutheißen soll, was der Klient tut. Bin ich zur Hilfestellung beauftragt und realisiere, dass der Klient zum Beispiel autoaggressiv mit sich umgeht, wäre ich ihm gegenüber respektlos, würde ich ihn nicht daran hindern. Jeden depressiv anmutenden Menschen wiederum aus Prinzip an seiner freien Lebensgestaltung zu hindern oder jeden psychotisch dekompensierten Menschen gleich mit Neuroleptika zu behandeln kann ich nur verantworten, wenn mir nicht Besseres einfällt. Das Befolgen standardisierter Leitfäden der Psychiatrie hilft hier – wenn ich mich ernst nehmen will – nur sehr bedingt.

Die beiden flankierenden Kriterien des Schönen und Respektvollen entgehen jeder sinnvollen Normierung – und das ist so gewollt. Denn Psychotherapie geschieht immer in einem Vis-à-vis zwischen Menschen, die von Moment zu Moment Entscheidungen fällen, ohne sie ernsthaft begründen zu können. Selbst Therapeuten, die nach vorgefertigten Manualen handeln, müssen zu jedem Moment einschätzen und entscheiden, was als Nächstes kommen soll. Die Kriterien von Schönheit und Respekt appellieren deshalb absichtlich an den Therapeuten, sich seiner Verantwortung bewusst zu werden und dabei zu prüfen, ob er diese Kriterien nach bestem Wissen und Gewissen beachtet und erfüllt.

Diese Kriterien sollen unter Umgehung einer trivialisierenden Normierung des dynamischen Verlaufs einer Therapie jene Lücke schließen, die in der Therapie oftmals die Sehnsucht nach einer Vereinbarung von Effektivität *und* Moralität, Machbarkeit *und* Humanismus aufkommen lässt. Die vorgeschlagenen Kriterien richten sich an die Person des Handelnden und betonen auf diese Weise die Autonomie der Beteiligten. Schließlich lässt sich vor dem Hintergrund systemischen Denkens keine andere Ethik vertreten als eine der persönlichen Verantwortung (vgl. Ludewig 2002). Durch Erweiterung der Gütekriterien auf die persönliche Verantwortung des Therapeuten siedele ich die systemische Therapie dort an, wo sie hingehört, nämlich in den Bereich *verantwortbaren*, also ethisch abzuwägenden Handelns.

Therapeutische Interventionen sollten im Hinblick auf das Ziel *nützlich*, bezüglich der Form *schön* und bezüglich der darin vermittelten menschlichen Haltung *respektvoll* sein. Diese drei systemisch abgeleiteten Kriterien können jeder professionellen Form zwischenmenschlicher Tätigkeit zugrunde gelegt werden. Sie begründen eine *systemische Haltung.*

7.2 10 + 1 Leitsätze/Leitfragen

Ein Großteil der Techniken, die systemische Therapeuten anwenden, wurde vor allem von den Familientherapien übernommen. Es fehlte jedoch ein Orientierungsrahmen als praktische Anleitung für den Helfer. Im Jahr 1984 formulierte ich einfache Merksätze, die unter Beachtung der eben erörterten Kriterien dem Praktiker helfen sollten, in seiner Arbeit eine systemische Haltung zu verkörpern (vgl. Ludewig 1987). In der Folge wurden diese Sätze mehrmals revidiert und unter Beachtung eines freundlichen Hinweises von dem kanadischen Psychiater und systemischen Therapeuten, Karl Tomm, durch dazu passende Leitfragen reflexiver gestaltet. Die 10 + 1 Leitsätze bzw. Leitfragen bieten einen Reflexionshorizont, vor dem der Praktiker prüfen kann, ob er seine Aufgaben auf eine systemisch kongruente und sozial vertretbare Weise erfüllt (vgl. Abb. 23).

10 + 1 Leitsätze/Leitfragen zur Orientierung systemischer Praxis		
Aufgaben	**Leitsätze**	**Leitfragen**
Erzeugung	1 Definiere dich als Therapeuten! 2 Sieh dich!	Übernehme ich Verantwortung als Therapeut? Stehe ich zu meinen Möglichkeiten?
Erhaltung	3 Gehe von deinen Klienten aus! 4 Werte förderlich! 5 Beschränke dich! 6 Sei bescheiden!	Wessen Maßstäbe lege ich an? Suche ich nach Öffnendem? Fokussiere ich auf das Nötigste? Sehe ich mich als Ursache?
Verwirklichung	7 Bleibe beweglich! 8 Frage konstruktiv! 9 Interveniere sparsam!	Wechsele ich meine Perspektiven? Stelle ich Fragen, die weiterführen? Rege ich behutsam an?
Beendigung	10 Beende rechtzeitig!	Kann ich schon beenden?
... und	+ 1 Befolge nie blind Leitsätze!	Wende ich die Leitsätze flexibel und kontextbezogen an?

Abb. 23: 10 + 1 Leitsätze/Leitfragen zur Orientierung systemischer Praxis

Therapie ist als Kommunikation im Verlauf dialektisch und im Voraus nicht planbar. Als professionelle Tätigkeit wird sie durch Ausübung einer spezifischen Rolle, der Therapeutenrolle, durchgeführt. Eine Methodologie der Therapie muss also diese Rolle definieren. Das wird hier durch Abstecken eines allgemeinen Rahmens geleistet, dessen Beachtung ermöglicht, Therapie als solche zu validieren, das heißt zu beurteilen, ob der beobachtete Prozess tatsächlich die Bedingungen von Therapie erfüllt oder etwas anderes ist. Dafür muss der vorgeschlagene Rahmen zugleich breit genug angelegt sein, damit er es sehr verschiedenen Menschen ermöglicht, die Therapeutenrolle im Einzelfall zu bekleiden, und zugleich eng genug definiert sein, damit die auszuführenden Handlungen als die eines Therapeuten erkannt werden können. Der Rahmen soll also den klinischen Helfer nach Möglichkeit in die Lage versetzen, von den Besonderheiten des Einzelfalls unabhängig einen hilfreichen Therapeuten zu „verkörpern". Darüber hinaus soll der Rahmen geeignet sein, die Praxis erlernbar, systematisch durchführbar und hinsichtlich ihres Verlaufs und Ergebnisses kontrollierbar zu gestalten.

In meiner Praxis konnte ich seit Mitte der 1980er-Jahre immer wieder feststellen, dass die Leitsätze – ganz im Sinne des systemischen Denkens – von verschiedenen Anwendern sehr unterschiedlich aufgefasst und umgesetzt wurden. Das ist beruhigend, denn wären sie uniform und einheitlich verstanden worden, hätten wir gewissermaßen den Teufel nomothetischer Einengung mit dem Beelzebub unserer eigenen Vorschriften vertrieben. Indes hat es sich als fruchtbarer erwiesen, sich immer wieder mit den Leitsätzen und Leitfragen persönlich auseinander zu setzen, etwa hinsichtlich der Frage: „Was heißt dieser Satz/diese Frage für mich persönlich, als Therapeut im Allgemeinen bzw. mit Blick auf diese spezifische Therapie?“

Die Leitsätze 1 und 2 betreffen das Verhältnis Mensch/Mitglied, hier: Helfer/Therapeut. Die Eigendefinition als Therapeut ist zwar Grundbedingung für die Entstehung einer Therapie, diese Definition wird aber von jedem Helfer nach den eigenen Möglichkeiten und den speziellen Bedingungen des Falls umgesetzt. Der komplementäre Satz 2 fordert auf, sich ernst zu nehmen, ohne die eigenen Möglichkeiten zu verleugnen oder zu überschätzen. Denn beides dürfte der Bildung eines förderlichen therapeutischen Systems im Wege stehen. Diese beiden Sätze sollen helfen, das Verhältnis von Mensch und Mitglied im Rahmen des Möglichen zu halten.

Die Sätze 3–6 erinnern daran, sich zu bemühen, ein kundenzentriertes, bestätigendes und auftragsgerechtes „Klima“ auf bescheidene Weise mitzugestalten. Die Verletzung eines dieser Sätze, ob im pragmatischen, ästhetischen oder ethischen Sinne, dürfte sich auf die Therapie insgesamt ungünstig auswirken. Ihre Einhaltung hingegen hilft, Widerstand und frühzeitigen Abbruch zu vermeiden. Die Sätze 7–9 betreffen den interventiven Part des Therapeuten. Er soll auf flexible, sparsame und konstruktive Weise Alternativen zur „Problemkommunikation“ fördern und so Therapie verwirklichen. Satz 10 empfiehlt, die unvermeidliche Einmischung des Therapeuten in das Leben seiner Kunden möglichst gering zu halten. Der Zusatz + 1 umrahmt das Mosaik der 10 Leitsätze und erinnert daran, dass jede Therapie ein einmaliger kommunikativer Vorgang ist.

7.3 Techniken

Systemische Therapie versteht sich nicht als neue Technologie der Psychotherapie. Ohne einem beliebigen Eklektizismus zu verfallen, kann sich der systemische Therapeut widerspruchslos der verschiedenen Techniken bedienen, die von anderen Schulen in den letzten 100 Jahren entwickelt wurden, sofern sie zum Fall „passend“ sind oder angepasst werden können. Dennoch hat die systemische Therapie einzelne spezielle Techniken erarbeitet oder weiterentwickelt, die ihren spezifischen Zielsetzungen entsprechen. Es handelt sich im Wesentlichen um Techniken, die den Konversationsprozess der Therapie gestalten und dabei helfen, im Sinne Gregory Batesons Unterschiede zu treffen, die einen Unterschied machen:

- erkundende Fragen (einschließlich aller Fragen, die Form, Geschichte und Bestand eines Systems zum Thema haben)
- zirkuläre Fragen (einschließlich aller Fragen, die sich auf die Kommunikation im und übers System beziehen)
- konstruktive Fragen (einschließlich aller Fragen, die sich auf Zukunft und Lösung beziehen)
- vergleichende Fragen (einschließlich aller Skalierungsfragen und sonstiger vergleichender Fremd- und Selbsteinschätzungen)
- Reflektieren (einschließlich der Methoden des Reflecting Teams in allen Variationen)
- Kommentieren (einschließlich jeder Art von Abschlusskommentar)
- Empfehlen (einschließlich der Hausaufgaben und anderer Maßnahmen für das Intervall zwischen den Sitzungen)
- Externalisieren (einschließlich aller Fragen und Vorgaben, die von der Person des Leidenden ablenken und Schuldzuweisungen auflösen)
- Dekonstruieren (einschließlich aller aus der Linguistik entliehener Techniken im Umgang mit verfestigten Setzungen)
- Metaphern (einschließlich aller Verweise auf die Mehrdimensionalität kognitiver Vorgänge).

Genaueres hierzu erfährt man in den gängigen Lehr- und Grundlagenbüchern wie zum Beispiel von Arist von Schlippe und Jochen Schweitzer (1996) sowie Günter Schiepek (1999).

8. Versorgung

Zum Schluss dieses Einführungsbands wird kursorisch auf Aspekte eingegangen, welche die systemische Therapie kontextualisieren. Im ersten Abschnitt (8.1) wird Therapie in ein generelles Schema der psychosozialen und psychomedizinischen Versorgung eingeordnet. Anschließend (8.2) werden der derzeitige Stand der wissenschaftlichen Forschung skizziert und ein Blick auf künftige Entwicklungen geworfen.

Die beteiligten Mitglieder an Prozessen der professionellen psychosozialen und psychomedizinischen Versorgung entstehen, ob als Versorgende oder Versorgte, gleichzeitig. Der Begriff Versorgung fasst hier

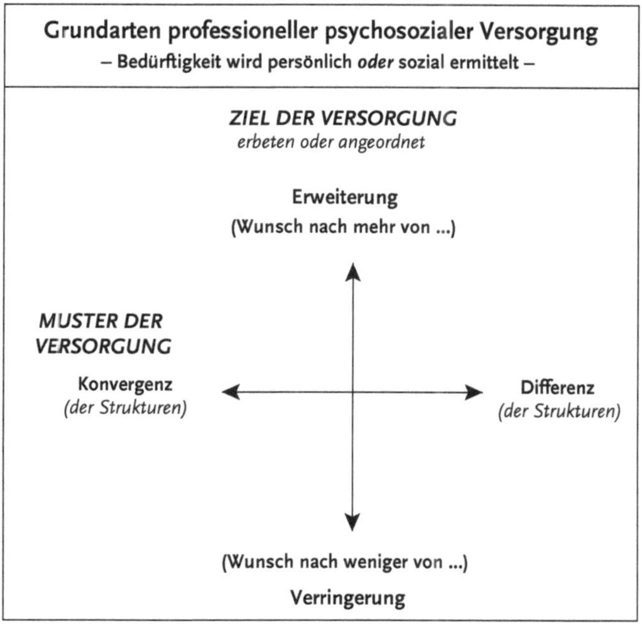

Abb. 24: Kommunikationsmodell professioneller psychosozialer Versorgung

alle Aktivitäten zusammen, bei denen Menschen unter professionellen Bedingungen an der Bedürftigkeit anderer arbeiten. Die Anliegen, die solche Prozesse im psychosozialen Bereich in Gang setzen, können von den Betroffenen selbst oder fremdveranlasst werden.

Abbildung 24 illustriert anhand eines gedachten Koordinatensystems die Grundarten psychosozialer Versorgung nach einem Kommunikationsmodell. Die senkrechte Dimension dieser Koordinaten geht vom Anliegen der zu Versorgenden bzw. vom Ziel der Versorgung aus. Es wird angenommen, dass die dabei infrage kommenden Anliegen zwischen zwei Polen stattfinden. Sie können entweder als Wunsch nach einem Mehr, also nach Erweiterung, vorkommen, oder nach Weniger, also nach Verringerung. Angesichts einer festgestellten Bedürftigkeit kann man zum Beispiel eine Veränderung wünschen, die für sich oder andere entweder ein Mehr an Fähigkeiten oder ein Weniger am Leiden mit sich bringt. Die Waagerechte bildet die Art und Weise ab, wie die Professionellen auf das Anliegen der zu Versorgenden reagieren können. Diese können ihr *Know-how* gezielt darauf einstellen, dass im Verlauf des Prozesses die eigenen und die Strukturen der Versorgungsempfänger sich in irgendeinem Ausmaß angleichen (Konvergenz) oder unterschiedlich bleiben (Differenz). Mithilfe dieser zwei Dimensionen lässt sich ein Vier-Felder-Schema aufstellen, welches die Reflexion über die Praxis und ihre Durchführung anleiten kann.

8.1 Hilfe und Fürsorge

Im Hinblick auf die Themen, die zur psychosozialen Versorgung Anlass geben, bietet es sich an, zwei Grundformen zu unterscheiden – *Hilfe* und *Fürsorge* (vgl. Ludewig 1991, 2002). Hilfe wird beansprucht, Fürsorge hingegen gewährt. Hilfe reagiert auf eine Bitte um Hilfe, Fürsorge auf die Veranlassung durch befugte Dritte, etwa soziale Institutionen. Hilfe richtet sich nach einem frei ausgehandelten Auftrag, Fürsorge wird wiederum nach Maßgabe einer Anordnung gewährt. Diese Unterscheidung bekommt dadurch Bedeutung, dass sie es dem jeweiligen Professionellen erlaubt, bei seinen Entscheidungen und Handlungen eine klare „logische Buchführung" einzuhalten (vgl. Abb. 25).

Professionelle soziale Versorgung: Grundarten	
Hilfe	**Fürsorge**
1. Das Problem wird von den Betroffenen selbst festgestellt. 2. Diese entwickeln ein Anliegen und suchen nach Hilfe. 3. Die Form der Versorgung resultiert aus dem Anliegen. 4. Die Hilfestellung richtet sich nach dem mit den Betroffenen frei ausgehandelten „Auftrag“.	1. Das Problem wird von Dritten, z. B. sozialen Instanzen, ermittelt. 2. Ihr Anliegen wird an Fachleute delegiert. 3. Die Form der Versorgung resultiert aus dem Anliegen. 4. Die Fürsorge wird gewährt nach Maßgabe der sozialen Instanzen, das heißt der „Auftraggeber“.

Abb. 25: Professionelle soziale Versorgung: Grundarten – Hilfe und Fürsorge

Ich verwende die Begriffe Hilfe und Fürsorge wohl wissend, dass sie im psychosozialen Bereich aufgrund unglücklicher Entwicklungen früherer Jahre gewissermaßen verpönt sind. Man möchte weder eines Helfersyndroms bezichtigt noch als Fürsorgerin vom Amt betrachtet werden. Diese beiden Begriffe deuten jedoch auf ihnen zugrunde liegende Handlungsweisen, die den Menschen ureigen sind. Bewusst Hilfe zu leisten oder Fürsorge zu gewähren, also aufgrund einer Entscheidung und nicht als Ausdruck angeborener, instinktiver Mechanismen, sind Handlungen, die nur bei Menschen vorkommen. Diese Begriffe weiterhin zu meiden ist meines Erachtens verschwenderisch und gänzlich überflüssig.

Die Unterscheidung von Hilfe und Fürsorge erweist sich bei vielen Prozessen psychosozialer Versorgung als besonders wichtig. Man ist dank ihrer besser in der Lage, die eingesetzten Maßnahmen differenziert auf die unterschiedlichen Anliegen der Betroffenen anzupassen. Ein Therapeut, der von häuslicher Gewalt erfährt und, um etwa das therapeutische Bündnis nicht zu gefährden oder die Schweigepflicht nicht zu verletzten, untätig bleibt, handelt genauso unverantwortlich wie ein familientherapeutisch orientierter Sozialarbeiter, der sich angesichts häuslicher Gewalt zurückhält, um in die Familiendynamik nicht übermäßig einzugreifen.

8.1.1 Grundarten der Hilfe und Fürsorge

Das dimensionale Schema in Abbildung 24 lässt sich mit nur geringen Anpassungen auf alle Maßnahmen psychosozialer Versorgung anwenden. Im Hinblick auf Hilfe und Fürsorge erlaubt es, jeweils vier Grundtypen von Maßnahmen zu unterscheiden. Das Ersuchen um Hilfe kann auf eine Veränderung ausgerichtet sein, die Erweiterung oder Verringerung beinhaltet. Wird Erweiterung gewünscht, findet entweder Anleitung oder Beratung statt. *Anleitung* vermittelt im weitesten Sinne Fertigkeiten und Wissen, *Beratung* hilft, beim Klienten vorhandene, jedoch inaktive Möglichkeiten zu fördern und zu aktivieren. Geht es wiederum um Verringerung, etwa eines Leidens oder einer „Störung", findet Begleitung oder Therapie statt. *Begleitung* stellt eine fremde Struktur (des Helfers) bereit, um den Klienten zu stabilisieren bzw. ihm bei der Bewältigung unabänderlicher Schwierigkeiten zu helfen. *Therapie* kommt dann zum Einsatz, wenn die möglichst rasche Veränderung einer unerwünschten, aber prinzipiell veränderbaren Lage angestrebt wird.

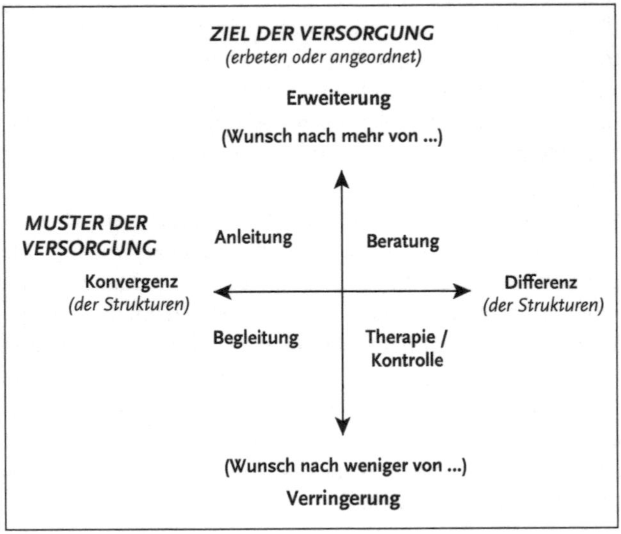

Abb. 26: Modelle von Hilfe und Fürsorge im Vergleich

<table>
<tr><th colspan="2">Grundarten der Hilfe und Fürsorge</th></tr>
<tr><td colspan="2">Bedingungen:
Feststellung der Bedürftigkeit bei sich oder anderen und Suche nach bzw. Veranlassung von Versorgung, wobei:
a) Art der Bedürftigkeit
b) Art der professionellen Maßnahme
c) Dauer der Intervention.</td></tr>
<tr><td>HELFEN</td><td>FÜRSORGE</td></tr>
<tr><td>ANLEITUNG
„Hilf uns, unsere Möglichkeiten zu erweitern!“
a) Fehlen oder Mangel an Wissen/Fertigkeiten
b) Zurverfügungstellung von Wissen
c) offen.</td><td>ANLEITUNG (z. B. Aufklärung)
„Sie benötigen mehr Möglichkeiten!“
a) Fehlen oder Mangel an Wissen/Fertigkeiten
b) Zurverfügungstellung von Wissen
c) offen.</td></tr>
<tr><td>BERATUNG
„Hilf uns, unsere Möglichkeiten zu nutzen!“
a) interne Blockierung, inaktive Ressourcen
b) Förderung vorhandener Strukturen
c) begrenzt, je nach Umfang des Auftrags.</td><td>BERATUNG (z. B. Vorsorge)
„Sie verkennen Ihre Möglichkeiten!“
a) interne Blockierung, inaktive Ressourcen
b) Förderung vorhandener Strukturen
c) begrenzt, je nach Umfang des Auftrags.</td></tr>
<tr><td>BEGLEITUNG
„Hilf uns, unsere Lage zu ertragen!“
a) unabänderliche Problemlage
b) Stabilisierung durch fremde Struktur
c) offen.</td><td>BEGLEITUNG (z. B. Vormundschaft)
„Sie schaffen es nicht allein!“
a) unabänderliche Problemlage
b) Stabilisierung durch fremde Struktur
c) offen.</td></tr>
<tr><td>THERAPIE
„Hilf uns, unsere Lage rasch zu ändern!“
a) veränderliche Problemlage
b) Beitrag zur Auflösung des Problems
c) als Vorgabe begrenzt.</td><td>KONTROLLE (z. B. soziale Kontrolle)
„Sie dürfen nicht allein bestimmen!“
a) veränderliche Problemlage
b) Einschränkung der Selbstbestimmung
c) als Vorgabe begrenzt.</td></tr>
</table>

Abb. 27: Grundarten der Hilfe und Fürsorge

Die Abbildungen 26 und 27 fassen jeweils die Grundelemente von Hilfe und Fürsorge zusammen. Abbildung 26 stellt diese Elemente mithilfe des Vier-Felder-Schemas dar, Abbildung 27 anhand der Bedingungen, die erfüllt sein müssen, damit die einzelnen Maßnahmen voneinander unterschieden werden können. Abbildung 26 zeigt, dass mit Ausnahme von Therapie (Hilfe) und Kontrolle (Fürsorge) alle anderen Maßnahmen – operational gesehen – bei beiden Grundformen psychosozialer Versorgung vorkommen. Kontrolle bedeutet hier Einschränkung der Selbstbestimmung durch zum Beispiel Unterbringung in eine geschlossene Anstalt oder eine medikamentöse Beeinflussung; sie bedeutet aber keineswegs eine Einschränkung der Autopoiese und der damit einhergehenden biologischen Autonomie. Abbildung 27 beschreibt idealtypisch die unterschiedlichen Maßnahmen, die vorkommen können. Nach einer selbst erbrachten oder fremdauferlegten Feststellung der Bedürftigkeit lassen sich die entsprechenden Anliegen formulieren, auf die dann die notwendigen Maßnahmen in einer nach Art des Anliegens vorgegebenen Dauer eingesetzt werden.

Mithilfe der hier vorgeschlagenen Unterscheidungen lässt sich bei aller Komplexität der professionellen Maßnahmen im psychosozialen Bereich eine angemessen klare Semantik durchhalten. Dies ist im Rahmen psychosozialer Versorgung umso relevanter, als man in diesem Bereich besonders gefährdet ist, sich vom Sog verwirrender Kommunikationen einnehmen zu lassen und die Orientierung zu verlieren. Keine dieser Maßnahmen ist allerdings weder im Hinblick auf die angestrebten Ziele noch auf die Bedeutung der Ergebnisse *per se* gesellschaftlich relevanter oder wertvoller als die anderen. Deshalb gibt es keinen Grund, entweder die Maßnahmen selbst oder aber die darauf spezialisierten Berufe in Bezug aufeinander zu hierarchisieren. Im Gegenteil! Da es sich bei allen diesen Maßnahmen um gesellschaftliche Notwendigkeiten handelt, die zuweilen im Verlauf eines einzigen Prozesses auftreten können, wäre eher zu erwarten, dass alle Professionellen aus diesem Feld in der Lage wären, flexibel auf die sich darstellenden Anliegen zu reagieren und, ihnen entsprechend, differenziert zu handeln.

8.2 Wirkprinzipien und Ergebnisse

Die traditionell auf empirische Wirksamkeit und methodologische Sorgfalt *(efficacy)* ausgerichtete Psychotherapieforschung unterliegt einer zunehmend hörbareren Kritik. Die starke Betonung der inneren Validität, wie sie solche Forschungsdesigns anstreben, erbringt zwar besonders unkontaminierte Resultate; diese sind aber für die Praxis gerade wegen ihrer Sterilität nur bedingt fruchtbar *(evidence-based practice)*. Das hat manchen am Sinn dieser Art von Forschung zweifeln lassen bzw. zu der Einschätzung verleitet, dass Psychotherapie sich prinzipiell jeder Form der Messung entziehe. Beim Transfer von Forschungsergebnissen auf die Praxis muss eben bedacht werden, dass deren Relevanz für den therapeutischen Alltag desto unwahrscheinlicher ist, je eingeschränkter die untersuchte Stichprobe (zum Beispiel nur phobische oder depressive Patienten) und je strenger die Wahl der Intervention (zum Beispiel nur Reizkonfrontation oder Deutung) ist.

Neben dem genannten Forschungsansatz gibt es seit jeher eine alternative, auf klinische Brauchbarkeit und so höhere Praktikabilität ausgerichtete Forschung (*effectiveness*). Sie geht von den Erfahrungen der Praxis aus und versucht, diese Erfahrungen zu generalisieren (*practice-based evidence*). Diese Forschung muss jedoch in Kauf nehmen, dass die mit ihr erzielte größere Generalisierbarkeit der Ergebnisse oftmals mit Einbußen an interner Validität bezahlt wird. Nach Meinung besorgter Psychotherapieforscher sollte daher eine umfassende Psychotherapieforschung nicht den einen dieser Wege unter Missachtung des anderen gehen, sondern nach Möglichkeit versuchen, beide Aspekte zu vereinbaren (vgl. Margison et al. 2000). Zu diesem Zweck entstehen derzeit an verschiedenen Stellen, besonders aber in angelsächsischen Ländern, so genannte *Practice Research Networks (PRN)*, die zum Ziel haben, eine passende Infrastruktur zur Verbindung von akademischer Forschung und praktischem Wissen zu schaffen.

8.2.1 Wirkfaktoren

Forscher und Praktiker der Psychotherapie streiten seit Etablierung dieser Disziplin darüber, ob die Effekte von Psychotherapie auf den Einsatz spezifischer Methoden zurückgehen oder auf allgemeine Aspekte einer hilfreichen menschlichen Beziehung. Die neuere Forschung, wie sie zum Beispiel in dem 1999 in den USA erschienenen Handbuch von Hubble et al., *The Heart and Soul of Change*, und in der 2001 erschienenen, beeindruckenden Monografie von Bruce Wampold, *The Great Psychotherapy Debate*, vorgelegt wird, neigt eindeutig zur Betonung der allgemeinen vor den spezifischen Faktoren, dabei insbesondere der therapeutischen Beziehung.

Bei allem Dissens in vielen Fragen herrscht jedoch zwischen Forschern und Praktikern über den Punkt Einigkeit, dass die therapeutische Beziehung von größter Wichtigkeit für den Erfolg einer Psychotherapie ist. Zu den in Abschnitt 6.4 genannten Aspekten eines guten

Bündnisses zwischen Klienten und Therapeuten ist in letzter Zeit ein weiterer hinzugekommen, dem der nordamerikanische Psychotherapieforscher aus Madison, Wisconsin, Bruce Wampold (2001), besonderes Gewicht beimisst. Es handelt sich um die Unterscheidung von Allegianz (engl. *allegiance*) und Adhärenz (engl. *adherence*). Allegianz ist ein Maß für die Überzeugung des Therapeuten, dass die von ihm verwendete Methode hilfreich ist; Adhärenz erfasst wiederum die Stringenz, mit der sich der Therapeut ans vorgegebene Therapiekonzept bzw. Manual hält. Wampold zufolge treten Allegianzeffekte bei erfolgreichen Therapien durchweg in einem bemerkenswerten Ausmaß auf, während Adhärenz im Allgemeinen keinen starken Zusammenhang mit Erfolg aufweist. Therapeuten, die von ihrem Konzept begeistert sind, geben offenbar ihren Optimismus an ihre Klienten weiter. Kommunikationstheoretisch gewendet, ist anzunehmen, dass die Ungewissheit (doppelte Kontingenz) bei der Teilnahme an einer Therapie leichter in einer Begegnung zu handhaben ist, die von einer von Klarheit und Optimismus geprägten Haltung getragen wird.

Gegenüber den allgemeinen Wirkfaktoren erweisen sich die spezifischen Interventionen der einzelnen Schulen als weitaus weniger relevant für das Ergebnis der Therapie. Die Arbeitsgruppe um Michael Lambert (vgl. Lambert 1992) aus Utah hat die empirischen Ergebnisse hinsichtlich der Faktoren für Besserung nach Therapie wie folgt aufgeteilt: 40 % gehen auf außertherapeutische Einflüsse zurück, 30 % auf die Qualität der therapeutischen Beziehung, 15 % auf die von vornherein vorliegenden Erwartungen an die Therapie (Placeboeffekte) und nur 15 % auf die spezifischen Interventionen. Wampold demonstrierte unter Verwendung raffinierter Mathematik, dass der Beitrag der spezifischen Interventionen zum Therapieerfolg allenfalls 8 % ausmacht.

Klaus Grawe, der seit Jahren bemüht ist, die Wirkfaktoren der Psychotherapie herauszupräparieren und spätestens seit 1994 nach Erscheinen seines einflussreichen Berichts zur Lage der Psychotherapieforschung – *Psychotherapie im Wandel. Von der Konfession zur Profession* – dieses Thema in verschiedenen Variationen angegangen ist, gibt in letzter Konsequenz einer therapeutischen Haltung den Vorzug, die sich um Ressourcenaktivierung bei den Klienten bemüht (vgl. Grawe u. Grawe-Gerber 1999; Grawe 2004).

Die größere Bedeutung der allgemeinen gegenüber den spezifischen Faktoren spricht meines Erachtens für die Beibehaltung einer vertretbaren Zahl psychotherapeutischer Schulen. Denn therapeutische Beziehungen werden umso hilfreicher gestaltet, je mehr sich die Therapeuten mit ihrem Tun identifizieren können, und diese untereinander verschiedenen Therapeuten benötigen jeweils passende, sich voneinander unterscheidende Konzepte. Die Forderung mancher Forscher wie Klaus Grawe und anderer, Psychotherapie als allgemeine Psychotherapie nach medizinischem Zuschnitt zu vereinheitlichen, übersieht mit ihrem unmäßigen Streben nach objektivistischer Reinheit die menschliche Vielfalt bei den möglichen Anwendern. Das halte ich für unpassend und am Menschen vorbeigedacht. Der Umkehrschluss wiederum, dass alles erlaubt sei, ist allerdings noch verfehlter.

8.2.2 Ergebnisse und Ausblick

Die Forschungsergebnisse zur systemischen Therapie vermehren sich zurzeit zusehends. Die Übersichtsarbeiten von Alan Carr (2000a, 2000b) aus Dublin, das Heft 2/2004 des *Journal of Marital and Family Therapy* und der kürzlich in den USA von Douglas Sprenkle herausgegebene Band (2002) zum Stand der Effectiveness-Forschung in Ehe- und Familientherapie geben bei aller Detailkritik Anlass zur Zufriedenheit. Diese Ergebnisse, im Zusammenhang gesehen mit der aufblühenden wissenschaftstheoretischen Auseinandersetzung mit der Wissenschaftlichkeit der Psychotherapieforschung (vgl. Kriz 2003), dürften in Deutschland geholfen haben, das unsägliche Diktum des *Wissenschaftlichen Beirats Psychotherapie* endlich zu überwinden, welcher vor wenigen Jahren der systemischen Therapie die wissenschaftliche Anerkennung auf der Basis überlebter Kriterien versagt hatte. Der im Gefolge des 1999 verabschiedeten Psychotherapeutengesetzes eingerichtete Beirat hatte sich damit in Widerspruch zu der weltweit selbstverständlichen Anerkennung dieses Ansatzes gestellt. Die deutschen Dachverbände – Systemische Gesellschaft und Deutsche Gesellschaft für systemische Therapie und Familientherapie – in Zusammenarbeit mit Kirsten von Sydow aus Duisburg, Jochen Schweitzer und Rüdiger Retzlaff aus Heidelberg und anderen Kollegen (vgl. von Sydow 2007) sammelten den Bestand an aktueller Forschung zusammen und stellten einen noch besser belegten Antrag auf Anerkennung. Dies hatte nach mehreren Durchgängen endlich im Dezember 2008 Erfolg. Die absurde, in Europa einmalige Situation, war normalisiert worden. Wie sich dies auf die Ausbildung von systemischen Therapeutinnen und Therapeuten sowie insgesamt auf die Fortentwicklung der systemischen Therapie auswirken wird, ist noch nicht abzusehen. Obwohl diese Frage offen bleibt, kann man hier mit Genugtuung feststellen, dass der visionäre Mut derjenigen, die vor einiger Zeit die Gemütlichkeit einer etablierten Richtung verlassen und sich auf das Abenteuer, neue Wege für die Psychotherapie zu erkunden, eingelassen haben, sich letztendlich gelohnt hat.

In Deutschland kann man systemische Therapie an vielen privaten Instituten lernen. Zwischen 15 000 und 20 000 Angehörige helfender Berufe haben das bisher getan. Die durch die Dachverbände verabschiedeten Weiterbildungsrichtlinien bürgen bei den einzelnen Instituten für Qualität und Gleichwertigkeit. Dennoch war bisher eine privat bezahlte Weiterbildung ohne gesellschaftliche Anerkennung rasch an wirtschaftliche Grenzen gestoßen, die den Rahmen einer regelrechten, ausführlichen Ausbildung eingeengt haben. Die systemische Therapie wurde 2008 in Deutschland schließlich als wissenschaftliches Psychotherapieverfahren und 2019 als Richtlinienverfahren der Psychotherapie anerkannt. Wie aber bei jeder Normalisierung, wird dies Kosten haben. Der hier einzubüßende Preis wird wohl sein, die paradiesischen Felder des „Wildwuchses“ verlassen zu müssen.

Systemische Therapie setzt systemisches Denken in die Praxis um und koppelt sich so an das wissenschaftliche Denken des 21. Jahrhunderts an. Dies sollte durch unbedachte Engstirnigkeit nicht behindert werden. Noch sind bei weitem nicht alle Möglichkeiten dieses Denkens ausgelotet worden; das Projekt „systemische Therapie“ ist noch mitten im Werden und alles andere als abgeschlossen.

Literatur

Anderson, H. (1997): Das therapeutische Gespräch. Stuttgart (Klett-Cotta).

Anderson, H. u. H. A. Goolishian (1992): Der Klient ist Experte. Ein therapeutischer Ansatz des Nicht-Wissens. *Zeitschrift für systemische Therapie* 10: 176–189.

Anderson, H., H. A. Goolishian, G. Pulliam a. L. Winderman (1986): The Galveston Family Institute: Some Personal and Historical Perspectives. In: D. E. Efron (ed.): Journeys. Expansion of the Strategic-Systemic Therapies. New York (Brunner/Mazel), p. 97–122.

Andersen, T. (Hrsg.) (1990): Das Reflektierende Team. Dortmund (modernes lernen).

Asay, T. P. a. M. J. Lambert (1999): The Empirical Case for the Common Factors in Therapy: Quantitative Factors. In: M. A. Hubble, B. L. Duncan a. S. D. Miller (eds.): The Heart and Soul of Change. What Works in Therapy. Washington, DC (American Psychological Association), p. 23–55.

Bateson, G. (1972): Steps to an Ecology of Mind. A Revolutionary Approach to Man's Understanding of Himself. New York (Ballantine). [Dt. (1980): Ökologie des Geistes. Frankfurt a. M. (Suhrkamp).]

Bertalanffy, L. von (1969): General System Theory. Foundations, Development, Applications. New York (Braziller).

Blankenburg, W. (1989): Der Krankheitsbegriff in der Psychiatrie. In: K. P. Kisker, H. Lauter, J. E. Meyer, C. Müller u. E. Strömgren (Hrsg.): Psychiatrie der Gegenwart. Bd 9. Berlin (Springer), S. 119–145.

Bökmann, M. B. F. (2000): Systemtheoretische Grundlagen der Psychosomatik und Psychotherapie. Berlin (Springer).

Bonney, H. (2003): Kinder und Jugendliche in der familientherapeutischen Praxis. Heidelberg (Carl-Auer).

Boscolo, L., G. Cecchin, L. Hoffman a. P. Penn (1987): Milan Systemic Family Therapy. Conversations in Theory and Practice. New York (Basic). [Dt. (1988): Familientherapie – Systemtherapie. Dortmund (modernes lernen).

Buber, M. (1984): Das Dialogische Prinzip. Heidelberg (Lambert Schneider).

Buchholz, M. (1993): Dreiecksgeschichten. Göttingen (Vandenhoeck & Ruprecht).

Carr, A. (2000a): Evidence-Based Practice in Family Therapy and Systemic Consultation. I: Child-Focused Problems. *Journal of Family Therapy* 22: 29–60.

Carr, A. (2000b): Evidence-Based Practice in Family Therapy and Systemic Consultation. II: Adult-Focused Problems. *Journal of Family Therapy* 22: 273–295.

Cecchin, G. (1987): Hypothesizing, Circularity, and Neutrality Revisited: An Invitation to Curiosity. *Family Process* 26: 405–413. [Dt. (1988): Zum gegenwärtigen Stand von Hypothetisieren, Zirkularität und Neutralität: Eine Einladung zur Neugier. *Familiendynamik* 13: 190–203.]

Cecchin, G., G. Lane u. W. A. Ray (1993): Respektlosigkeit. Eine Überlebensstrategie für Therapeuten. Heidelberg (Carl-Auer), 4. Aufl. 2005.

Ciompi, L. (1997): Die emotionalen Grundlagen des Denkens. Göttingen (Vandenhoeck & Ruprecht).

Ciompi, L. (1982): Affektlogik. Stuttgart (Klett-Cotta).

Clement, U. (2004): Systemische Sexualtherapie. Stuttgart (Klett-Cotta).

Conen, M.-L. (2002): Wo keine Hoffnung ist, muss man sie erfinden. Aufsuchende Familientherapie. Heidelberg (Carl-Auer), 2. Aufl. 2004.

Cozolino, L. (2002): The Neuroscience of Psychotherapy. New York (Norton).

Degkwitz, R. (Hrsg.) (1969): Schizophrenie und Familie. Frankfurt a. M. (Suhrkamp).

Dell, P. F. (1982): Beyond Homeostasis: Toward a Concept of Coherence. *Family Process* 21: 21–41. [Dt. (1986) in: P. F. Dell: Klinische Erkenntnis. Zu den Grundlagen systemischer Therapie. Dortmund (modernes lernen).

Dell, P. F. (1982): From Systemic to Clinical Epistemology. Zürich (Institut für Ehe und Familie). *Zusammenhänge* 3: 51–78. [Dt. (1986) in: P. F. Dell): Klinische Erkenntnis. Zu den Grundlagen systemischer Therapie. Dortmund (modernes lernen).

Dell, P. F. (1986): Klinische Erkenntnis. Zu den Grundlagen systemischer Therapie. Dortmund (modernes lernen).

Fischer, H. R. (Hrsg.) (1995): Die Wirklichkeit des Konstruktivismus. Heidelberg (Carl-Auer).

Foerster, H. von (1985): Sicht und Einsicht. Braunschweig (Vieweg). [Neuaufl. (1999): Heidelberg (Carl-Auer).]

Foerster, H. von (1993): KybernEthik. Berlin (Merve).

Gergen, K. J. (1990): Die Konstruktion des Selbst im Zeitalter der Postmoderne. *Psychologische Rundschau* 41: 191–199.

Gergen, K. J. (1999): An Invitation to Social Construction. London (Sage).

Glasersfeld, E. von (1987): Wissen, Sprache und Wirklichkeit. Braunschweig (Vieweg).

Goolishian, H. A. u. H. Anderson (1988): Menschliche Systeme. Vor welche Probleme sie uns stellen und wie wir mit ihnen arbeiten. In: L. Reiter E. J. Brunner u. S. Reiter-Theil (Hrsg.): Von der Familientherapie zur systemischen Perspektive. Berlin/Heidelberg/New York (Springer), S. 189–216 [Neuaufl. (1997), S. 253–287].

Grawe, K. (1994): Psychotherapie ohne Grenzen. Von den Therapieschulen zur Allgemeinen Psychotherapie. *Verhaltenstherapie und psychosoziale Praxis* 3: 357–370.

Grawe, K. u. M. Grawe-Gerber (1999): Ressourcenaktivierung. Ein primäres Wirkprinzip der Psychotherapie. *Psychotherapeut* 44: 63–73.

Grawe, K., R. Donati u. F. Bernauer (1994): Psychotherapie im Wandel. Von der Konfession zur Profession. Göttingen (Hogrefe).

Grawe, K. (2004): Neuropsychotherapie. Göttingen (Hogrefe).

Greve, N. u. T. Keller (Hrsg.) (2002): Systemische Praxis in der Psychiatrie. Heidelberg (Carl-Auer).

Gripp-Hagelstange, H. (Hrsg.) (2000): Niklas Luhmanns Denken. Interdisziplinäre Einflüsse und Wirkungen. Konstanz (Universitätsverlag).

Hoffman, L. (1981): Foundations of Family Therapy. New York (Basic Books). [Dt. (1987): Grundlagen der Familientherapie. Hamburg (Isko-Press).]

Hoffman, L. (1990): Constructing Realities: An Art of Lenses. *Family Process* 29: 1–12. [Dt. (1991): Das Konstruieren von Realitäten: Eine Kunst der Optik. *Familiendynamik* 16: 207–225.]

Hoffman, L. (2000): Eine gemeinschaftsorientierte Perspektive der Therapie. *Zeitschrift für systemische Therapie* 18: 152–160.

Hubble, M. A., B. L. Duncan a. S. D. Miller (eds.) (1999): The Heart and Soul of Change. What Works in Therapy. Washington, DC (American Psychological Association). [Dt. (Teile) (2001): So wirkt Psychotherapie. Empirische Folgerungen und praktische Ergebnisse. Dortmund (modernes lernen).]

Hüther, G. u. H. Bonney (2002): Neues vom Zappelphilipp. Düsseldorf (Walter).

Keeney, B. F. (1982): What is an Epistemology of Family Therapy? *Family Process* 21: 153-168. [Dt. (1983): Was ist eine Epistemologie der Familientherapie? *Zeitschrift für systemische Therapie* 1 (2): 1–22.]

Keeney, B. F. (1983): Aesthetics of Change. New York (Guilford). [Dt. (1987): Ästhetik des Wandels. Hamburg (Isko-Press).]

Klein, R. (2002): Berauschte Sehnsucht. Zur ambulanten systemischen Therapie süchtigen Trinkens. Heidelberg (Carl-Auer), 2. Aufl. 2005.

Krieger, D. J. (1996): Einführung in die allgemeine Systemtheorie. München (Fink).

Kriz, J. (1999): Systemtheorie für Psychotherapeuten, Psychologen und Mediziner. Wien (Facultas).

Kriz, J. (2001): Grundkonzepte der Psychotherapie. Weinheim (Beltz PVU).

Kriz, J. (2003): Gutachten über den Begriff der Wissenschaftlichkeit in der Psychotherapie. (Sonderdruck des Schweizerischen Berufsverbands für Angewandte Psychologie.). Zürich (Punktum).

Kröger, F., A. Hendrischke u. S. McDaniel (Hrsg.) (2000): Familie, System und Gesundheit. Systemische Konzepte für ein soziales Gesundheitswesen. Heidelberg (Carl-Auer).

Lambert, M. J. (1992): Implications of Outcome Research for Psychotherapy Integration. In: J. C. Norcross a. M. R. Goldstein (eds,): Handbook of Psychotherapy Integration. New York (Basic Books), p. 94–129.

Levold, T. (1997): Problemsystem und Problembesitz: Die Diskurse der sexuellen Gewalt und die institutionelle Praxis des Kinderschutzes. Teil I. *System Familie* 10: 21–31.

Loth, W. (1998): Auf den Spuren hilfreicher Veränderungen. Das Entwickeln Klinischer Kontrakte. Dortmund (modernes lernen).

Ludewig, K. (1987): 10 + 1 Leitsätze bzw. Leitfragen. Grundzüge einer systemisch begründeten Klinischen Theorie im psychosozialen Bereich. *Zeitschrift für systemische Therapie* 5: 178–191.

Ludewig, K. (1988a): Problem – „Bindeglied" klinischer Systeme. Grundzüge eines systemischen Verständnisses psychosozialer und klinischer Probleme. In: L. Reiter, E. J. Brunner, S. Reiter-Theil (Hrsg.): Von der Familientherapie zur systemischen Perspektive. Berlin (Springer, S. 231–249 [Neuaufl. (1997), S. 305–329].

Ludewig, K. (1988b): Nutzen, Schönheit, Respekt – Drei Grundkategorien für die Evaluation von Therapien. *System Familie* 1: 103–114.

Ludewig, K. (1991): Grundarten des Helfens. Ein Schema zur Orientierung der Helfer und der Helfer der Helfer. In: H. Brandau (Hrsg.): Supervision aus systemischer Sicht. Salzburg (Otto Müller), S. 54–68.

Ludewig, K. (1992): Systemische Therapie. Grundlagen klinischer Theorie und Praxis. Stuttgart (Klett-Cotta).

Ludewig, K. (1999): „Überlebensdiagnostik" – Eine systemische Option. *Kontext* 30 (2): 121–135.

Ludewig, K. (1999): Therapieziele in der Systemischen Therapie. In: H. Ambühl, B. Strauss (Hrsg.): Therapieziele. Göttingen (Hogrefe), S. 251–275.

Ludewig, K. (2002): Leitmotive systemischer Therapie. Stuttgart (Klett-Cotta).

Ludewig, K. u. U. Wilken (Hrsg.) (2000): Das Familienbrett. Ein Verfahren für die Forschung und Praxis mit Familien und anderen sozialen Systemen. Göttingen (Hogrefe).

Ludewig, K. (2009): Zum Menschenbild der systemischen Therapie. Über polysystemische Biologie, Polyphrenie und vielfältige Mitglieder. In: H. Petzold, (Hrsg.) (2009): Die Menschenbilder in der Psychologie und Psychotherapie. Wien (Krammer) [i. Vorb.].

Ludewig, K. (2011): Psychische Systeme – ein nützliches Konzept für die systemische Praxis? *Familiendynamik* 36: 222–238.

Luhmann, N. (1984): Soziale Systeme. Grundriß einer allgemeinen Theorie. Frankfurt a. M. (Suhrkamp).

Luhmann, N. (1990): Die Wissenschaft der Gesellschaft. Frankfurt a. M. (Suhrkamp).

Luhmann, N. (1997): Die Gesellschaft der Gesellschaft. Frankfurt a. M. (Suhrkamp).

Margison, F. R., M. Barkham, C. Evans, G. McGrath, J. Mellor-Clark, K. Audin a. J. Connell (2000): Measurement and Psychotherapy. Evidence-Based Practice and Practice-Based Evidence. *British Journal of Psychiatry* 177: 123–130.

Maturana H. R. y F. J. Varela (1972): De máquinas y seres vivos. Santiago de Chile (Editorial Universitaria). [Dt. (1982): Autopoietische Systeme: Eine Bestimmung der lebendigen Organisation. In: H. R. Maturana: Erkennen: Die Organisation und Verkörperung von Wirklichkeit. Braunschweig (Vieweg), S. 170–235.]

Maturana, H. R. (1982): Erkennen: Die Organisation und Verkörperung von Wirklichkeit. Braunschweig (Vieweg).

Maturana, H. R. (1994): Was ist Erkennen? München (Piper).

Maturana, H. R. (1998): Biologie der Realität. Frankfurt a. M. (Suhrkamp).

Maturana, H. R. y F. J. Varela (1984): El árbol del conocimiento. Santiago de Chile (Editorial universitaria). [Dt. (1987): Der Baum der Erkenntnis. Bern/ München (Scherz).]

Nüse, R. (1995): Über die Erfindung/en des Radikalen Konstruktivismus. Kritische Gegenargumente aus psychologischer Sicht. Weinheim (Deutscher Studienverlag).

Omer, H. u. A. von Schlippe (2004): Autorität durch Beziehung. Göttingen (Vandenhoeck & Ruprecht).

Orlinski, D. E., K. Grawe a. B. K. Parks (1994): Process and Outcome in Psychotherapy. In: A. E. Bergin a. S. L. Garfield (eds.): Handbook of Psychotherapy and Behavior Change. New York (Wiley), p. 270–376.

Panksepp, J. (1998): Affective Neuroscience. The Foundations of Human and Animal Emotions. New York/Oxford (Oxford University Press).

Parsons, T. (1951): The Social System. Glencoe (Free Press).

Reiter, L. (1991): Clinical Constellations. A Concept for the Therapeutic Practice. In: W. Tschacher, G. Schiepek a. E. J. Brunner (eds.): Self-Organization and Clinical Psychology. Empirical Approaches to Synergetics in Psychology. Berlin (Springer).

Reiter, L. (1995): Das Konzept der „Klinischen Nützlichkeit". Theoretische Grundlagen und Praxisbezug. *Zeitschrift für systemische Therapie* 13: 193–211.

Retzer, A. (2003): Systemische Familientherapie der Psychosen. Göttingen (Hogrefe).

Roth, G. (2001): Fühlen, Denken, Handeln. Wie das Gehirn unser Verhalten steuert. Franfkurt a. M. (Suhrkamp).

Rotthaus, W. (Hrsg.) (2001): Systemische Kinder- und Jugendlichenpsychotherapie. Heidelberg (Carl-Auer), 2. Aufl. 2002.

Schiepek, G. (1991): Systemtheorie der Klinischen Psychologie. Braunschweig (Vieweg).

Schiepek, G. (1999): Die Grundlagen der systemischen Therapie. Theorie, Praxis, Forschung. Göttingen (Vandenhoeck & Ruprecht).

Schiepek, G. (Hrsg.) (2003): Neurobiologie der Psychotherapie. Stuttgart (Schattauer).

Schlippe, A. von u. J. Schweitzer (1996): Lehrbuch der systemischen Therapie und Beratung. Göttingen (Vandenhoeck & Ruprecht).

Schmidt, S. J. (Hrsg.) (1987): Der Diskurs des radikalen Konstruktivismus. Frankfurt a. M. (Suhrkamp).

Schweitzer, J. u. B. Schumacher (Hrsg.) (1995): Die unendliche und die endliche Psychiatrie. Heildelberg (Carl-Auer).

Seikkula, J. (2002): Offener Dialog mobilisert selbst bei schwierigen Psychiatriepatienten die verborgenen Ressourcen. In: N. Greve u. T. Keller (Hrsg.): Systemische Praxis in der Psychiatrie. Heidelberg (Carl-Auer).

Selvini Palazzoli, M., L. Boscolo, G. Cecchin u. G. Prata (1978): Paradoxon und Gegenparadoxon. Stuttgart (Klett-Cotta).

Shazer, S. de (1982): Some Conceptual Distinctions are more Useful than Others. *Family Process* 21: 71–84.

Shazer, S. de (1988): Clues. Investigating Solutions in Brief Therapy. New York (Norton). [Dt. (1989): Der Dreh. Überraschende Lösungen in der Kurzzeittherapie. Heidelberg (Carl-Auer), 8. Aufl. 2004.]

Shazer, S. de (1991): Putting Difference to Work. New York (Norton). [Dt. (1992): Das Spiel mit Unterschieden. Wie therapeutische Lösungen lösen. Heidelberg (Carl-Auer), 4. Aufl. 2004.]

Shotter, J. (1993): Conversational Realities. Constructing Life through Language. London (Sage).

Siegel, D. J. (1999): The Developing Mind. New York (Guilford).

Simon, F. B. (1990): Meine Psychose, mein Fahrrad und ich. Heildelberg (Carl-Auer), 10. Aufl. 2004.

Simon, F. B. (1995): Die andere Seite der Gesundheit. Ansätze einer systemischen Krankheits- und Therapietheorie. Heidelberg (Carl-Auer), 2. Aufl. 2001.

Sparrer, I. u. M. Varga von Kibéd (2000): Ganz im Gegenteil. Tetralemmaarbeit und andere Grundformen Systemischer Strukturaufstellungen. Heidelberg (Carl-Auer), 5. Aufl. 2005.

Sprenkle, D. H. (ed.) (2002): Effectiveness Research in Marriage and Family Therapy. Alexandria, VA (American Association for Marriage and Family Therapy).

Stern, D. (1985). The Interpersonal World of the Infant. New York (Basic Books). [Dt. (1992): Die Lebenserfahrung des Säuglings. Stuttgart (Klett-Cotta)].

Stierlin, H. (1983): Familientherapie: Wissenschaft oder Kunst? *Familiendynamik* 8: 364-377.

Stierlin, H. (1994): Ich und die anderen. Psychotherapie in einer sich wandelnden Gesellschaft. Stuttgart (Klett-Cotta).

Sydow, K. von, S. Beher, R. Retzlaff, J. Schweitzer (2007): Die Wirksamkeit der Systemischen Therapie/Familientherapie. Göttingen (Hogrefe).

Wampold, B. E. (2001): The Great Psychotherapy Debate. Models, Methods, and Findings. Mahwah, NJ (Lawrence Erlbaum).

Watzlawick, P., J. Weakland a. R. Fisch (1969): Change: Principles of Problem Formation and Problem Resolution. New York (Norton). [Dt. (1974): Lösungen. Zur Theorie und Praxis menschlichen Wandels. Bern (Huber).]

Watzlawick, P., J. H. Beavin a. D. D. Jackson (1967): Pragmatics of Human Communication. New York (Norton). [Dt. (1969): Menschliche Kommunikation. Bern (Huber).]

Weber, G. (Hrsg.) (2000): Praxis des Familien-Stellens. Heidelberg (Carl-Auer), 3. Aufl. 2000.

Welter-Enderlin, R. (1996): Deine Liebe ist nicht meine Liebe. Freiburg (Herder).

Welter-Enderlin, R. u. B. Hildenbrand (1996): Systemische Therapie als Begegnung. Stuttgart (Klett-Cotta).

White, M. (1995): Re-Authoring Lives: Interviews and Essays. Dulwich (Dulwich Centre).

White, M. a. D. Epston (1989): Literate Means to Therapeutic Ends. Adelaide (Dulwich Centre). [Dt. (1990): Die Zähmung des Monsters. Heidelberg (Carl-Auer), 4. Aufl. 2002.]

Willke, H. (1982): Systemtheorie. Eine Einführung in die Grundprobleme. Stuttgart (Fischer).
Willke, H. (1987): Systembeobachtung, Systemdiagnose, Systemintervention – Weiße Löcher in schwarzen Kästen? In: G. Schiepek (Hrsg.): Systeme erkennen Systeme. Individuelle, soziale und methodische Bedingungen systemischer Diagnostik. München (Psychologie Verlags Union), S. 94–114.
Willke, H. (2000): Systemtheorie I: Grundlagen. Stuttgart (Lucius & Lucius).
Wirsching, W. u. P. Scheib (Hrsg.) (2002): Paar- und Familientherapie. Heidelberg (Springer).

Über den Autor

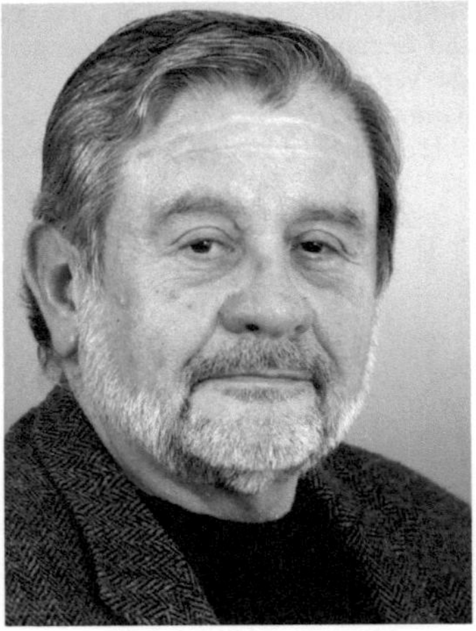

© V. Khaptinskiy

Kurt Ludewig, Dr. phil., Dipl.-Psych., Klinischer Psychologe, systemischer Psychotherapeut, Supervisor und Lehrtherapeut für systemische Therapie und Beratung (SG). 30-jährige Tätigkeit in der universitären Kinder- und Jugendpsychiatrie, 1974–1992 in Hamburg-Eppendorf als Wissenschaftlicher Angestellter und Dozent, 1992–2004 als Leitender Psychologe am Universitätsklinikum Münster. Gründungsvorsitzender der Systemischen Gesellschaft (1993–1999). Mitgründer und Ehrenmitglied des Instituts für systemische Studien Hamburg sowie Gastlehrtherapeut an Instituten in Österreich und Deutschland. Vorstandsmitglied der Kammer der Nationalen Organisationen der European FamilyTherapy Association (EFTA) bis 2005. Seit 2008 berentet, nebenher selbstständige Tätigkeit als Berater, Supervisor und Lehrer. Veröffentlichungen u. a.: *Entwicklungen systemischer Therapie – Einblicke, Entzerrungen, Ausblicke* (2013), *Systemische Therapie – Grundlagen, Klinische Theorie und Praxis* (2015).